대한민국
동네 약국
사용 설명서

일러두기

복약지도가 약사법에서 사용하는 공식 용어지만 약사의 일방적인 지도보다 환자와의 상호작용을 중시하고자 이 책에서는 복약상담이라는 용어를 사용하였습니다. 다만 약사법과 연관된 내용에서는 복약지도를 그대로 사용하였습니다.

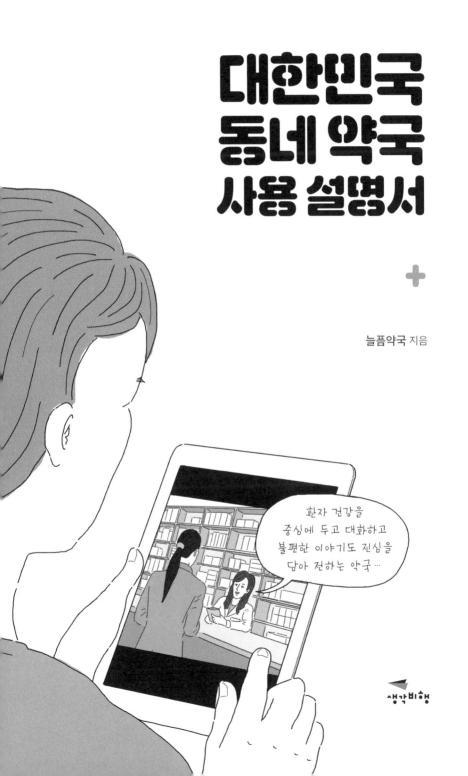

대한민국 동네 약국 사용 설명서

늘픔약국 지음

환자 건강을
중심에 두고 대화하고
불편한 이야기도 진심을
담아 전하는 약국…

생각비행

"처방받은 약이 약국에 없다는데 어떻게 하죠?"

"약국에서 파는 오메가-3는 뭐가 다른가요?"

"동물 약도 약국에서 살 수 있나요?"

"당뇨 검사지도 보험이 적용된다고요?"

"약사가 집에 방문하는 서비스가 있어요?"

약국을 '약 파는 곳'으로만 생각하기 쉽습니다. 하지만 약국은 알고 이용하면 건강한 삶을 위해 많은 도움을 받을 수 있는 곳입니다.

약국은 면봉, 해충약, 동물 약, 때비누부터 수백만 원짜리 항암제 같은 고가 의약품까지 취급하는 독특한 곳입니다. 예약 없이 문만 열고 들어가면 약사라는 건강전문가를 만날 수 있는 문턱이 낮은 곳이기도 하죠. 아픈 사람들은 약을 매개로 건강을 회복하기 위해, 건강한 사람들은 건강을 유지하기 위해 약국에 오고 약사와 상담을 합니다. 이런 상담이 수익과 이어지지 않더라도 약국은 누구나 편하게 찾을 수 있는 공간이죠.

약국은 의료 관련 다양한 제도, 정책들과 가까운 곳이기도 합니다. 인슐린 주사를 맞는 당뇨환자들에게 꼭 필요한 혈당 검사지, 펜니들 등에 대해 90% 이상 지원하는 제도가 생겼을 때, 약국은 찾아오는 많은 환자에게 열심히 홍보했습니다. 당뇨환자들이 유용한 정보를 빠르게 얻어 골고루 혜택이 돌아갔으면 하는 바람 때문이었습니다. 금연지원이나 방문약사 서비스 등도 마찬가지입니다.

우리 사회가 약국을 적극적으로 활용한다면 주민 건강을 위해 큰 역할을 할 수 있습니다. 코로나19 상황에서 부족해진 방역 마스크 분배에 약국을 활용한 사례를 보면 잘 알 수 있지요. 약국은 공적 마스크라는 '제품'만 아니라 마스크 사용과 코로나19에 관한 '정보'를 함께 제공할 수 있었습니다. 그리고 전산 시스템을 통해 '공적 마스크의 분배'를 담보하는 귀중한 사회적 자원임을 다시 한번 확인할 수 있었습니다.

아직도 많은 사람이 약국이 무슨 일을 하는지 정확히 알지 못한다고 생각합니다. 그래서 주민들이 동네 약국을 쉽게 이용할 수 있도록 돕는 책을 쓰고 싶었습니다. 이러한 취지로 '늘픔약국'에서 일하는 약사 여섯 명이 힘을 모았습니다. 늘픔약국은 약국 대표가 수익을 가져가는 것이 아니라 모두가 일한 만큼 받고, 남은 수익은 '지역 돌봄 활동', '서비스 개선 및 건강 캠페인' 등 공익사업에 쓰고 있습니다. 2020년은 늘픔약국이 방향을 잃지 않고 운영해온 지 10년이 되는 해입니다.

지금껏 늘픔약국이 생각하며 실천에 옮겼던 '동네 약국 이용하기', '의료 제도', '약에 대한 필수 정보', '약국의 사회적 역할' 등을 《대한민국 동네 약국 사용 설명서》에 담으려고 노력했습니다. 늘픔약국이 환자와 지역 주민을 위해 쌓아온 작은 경험과 지혜를 공유하고, 갈무리하는 의미이기도 합니다.

지역의 동네 약국에 불과한 늘픔약국의 여러 활동이 많은 사람에게 보이지 않겠지만, 공익적 약국 서비스를 위해 힘써온 선후배 약사들, 지역 건강 활동가들의 영향을 받은 결과임을 잘 압니다. 지난 10년 인권과 건강을 위해 함께 노력해준 많은 분께 감사와 존경을 보냅니다.

저자들을 대표하여 최진혜

차례

건강을 지켜주는 약국

편안한 약국, 안전한 약국, 친절한 약국

 약국에서 여성 건강 상담하기

우리 동네 약국 사용하기 1

PART 4 ## 약국에서 아이 건강 상담하기
우리 동네 약국 사용하기 2

 PART 5 ## 약국에서 성인 건강 상담하기
우리 동네 약국 사용하기 3

PART 6 ## 약국은 약만 파는 곳이 아니랍니다
우리 동네 약국 사용하기4

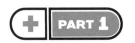

PART 1

약값을 줄여주는 약국이용법

나만 모르는 약국 관련 제도

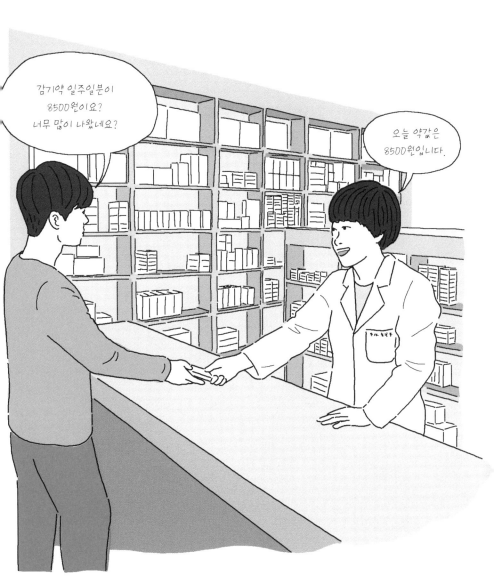

처방전에서 꼭 확인해야
할 것은 무엇일까

약사: ○○○ 님, 감기약 나왔습니다. 지난번에 타가신 약은 잘 드셨나요?

환자: 지난번이요? 저는 오늘 처음 왔는데요.

약사: 아… 그러세요? 1972년생 ○○○ 님 맞으시죠?

환자: 네? 저는 1974년생인데요!

약사: 진료 접수 때 착오가 있었나보네요. 병원과 통화해서 정정하도록 하겠습니다.

처방전 받으면 제일 먼저 할 일

친구에게 '내가 먹는 약! 한눈에' 서비스를 소개해준 적이 있습니다. 친구는 그 자리에서 1년간 자신이 처방받은 약을 검색해보았습니다. 그런데 정말 놀라운 일이 벌어졌죠. 병원에 가지도 않은 날, 모르는 병원에서 진료받고 약을 처방받은 기록을 발견한 것입니다. 아무리 기억을 더듬어도 친구는 그 병원에 간 적이 없었습니다. 병원에 전화해보니 친구의 주민등록번호를 동명이인 진료 시 잘못 입력했다는 사실을 알게 되었습니다.

약국에서도 비슷한 일이 드물게 일어납니다. 이를테면 주민등록번호로는 노인의 처방전을 젊은이가 들고 왔는데, 확인해보니 동명이인으로 처방전이 잘못 발급된 것이었습니다. 또한 병원에서 자신의 처방전이 다른 사람의 것과 바뀌는 일이 있습니다. 이럴 때 무의식적으로 처방전을 제출하고, 건성으로 설명을 들은 후 별 생각 없이 약을 먹는다면 사고로 이어질 수 있습니다. 따라서 처방전을 받으면 '내 이름이 맞는지', '내 주민등록번호인지' 꼭 확인해야 합니다.

꼭 알아야 할 처방전 내용 5가지

처방전은 참 어렵게 생겼습니다. 하지만 그 안에는 민감한 내용을 포함한 중요한 정보들이 들어 있습니다. 처방전의 모든 것

처 방 전

[ ]건강보험 [ ]의료급여 [ ]산업재해보험 [ ]자동차보험 [ ]기타( )

※ [ ]에는 해당되는 곳에 "✔"표시를 합니다.

요양기관기호:

발급 연월일 및 번호	년 월 일 - 제 호	의료 기관	명 칭	
❷ ── 환자	성 명		전화번호	( ) -
	주민등록번호 —		팩스번호	

❸ ── 질병 분류 기호		처방 의료인의 성명	(서명 또는 날인)	면허종류	
				면허번호	제 호

※ 환자가 요구하면 질병분류기호를 적지 않습니다.

처방 의약품의 명칭 및 코드	1회 투약량	1일 투여횟수	총 투약일수	본인 부담률 구분코드	용 법
❹ ──					
					매 식(전, 간, 후) 시 분 복용

주사제 처방명세([ ]원 내 조제, [ ]원 외 처방)	조제 시 참고 사항	본인부담 구분기호

❺ ── 사용기간	발급일부터 ( )일간	사용기간 내에 약국에 제출하여야 합니다.

의약품 조제 명세

조제 명세	조제기관의 명칭		처방의 변경·수정·확인·대체 시 그 내용 등
	조제약사	성명 (서명 또는 인)	
	조제량 (조제일수)		
	조제연월일		

항목
설명

1. 본인부담률 구분코드: 「국민건강보험법 시행령」 별표2 제4호 및 제6호에 따른 약제를 처방한 경우 본인이 부담할 비용의 부담률에 부여된 해당 구분코드를 적습니다.
   (구분코드)
   • A: 100분의 50 본인부담, B: 100분의 80 본인부담, D: 100분의 30 본인부담
   • U: 건강보험(의료급여) 100분의100 본인부담, V: 보훈 등 100분의100 본인부담, W: 비급여(보훈만 해당)
2. 본인부담 구분기호: 「본인일부부담금 산정특례에 관한 기준」 등 보건복지부장관이 정하여 고시하는 본인부담 산정특례 대상 특정기호 등을 적습니다.

210mm×297mm[일반용지 70g/㎡(재활용품)]

처방전

❶ 약국제출용인지 환자보관용인지 꼭 확인하여 [약국제출용]을 제출해야 효력이 있습니다.

❷ 이름, 주민등록번호를 확인해야 진료, 약물 오류로 인한 사고를 막을 수 있습니다.

❸ 질병분류기호는 표시되지 않을 때도 있지만, [환자보관용]에 표시되었다면 민감한 개인 정보일 수 있으므로 꼭 잘게 찢어서 폐기해야 합니다.

❹ 특히 혈압약, 당뇨약과 같은 만성질환 약은 이름과 용량을 알고 있으면 유용할 때가 많습니다.

❺ 사용기간을 확인하여 날짜가 지나지 않도록 주의해야 합니다.

을 속속들이 알 필요는 없지만 앞의 그림에 표시한 ①~⑤은 환자에게 꼭 필요한 정보입니다.

처방전, 사진으로 찍어두세요

단골 환자 중에 멀리서 일부러 우리 약국까지 찾아오는 고혈압 환자가 있습니다. 그 환자는 처방전을 받으면 사진을 찍어 약국에 보냅니다. 약국은 처방전 사진을 보고 미리 조제를 해두기도 하고, 없는 약은 미리 주문하여 준비합니다. 그러면 환자가

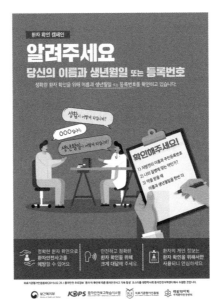

환자 확인 캠페인

(출처: 대한약사회)

편할 때 와서 기다리지 않고 약을 받아갑니다.

처음에는 약국에 약이 준비되어 있는지 확인하려고 처방전 사진을 받았는데, 계속 받다 보니 환자에게 유용한 점이 많았습니다. 지금까지 약 처방이 어떻게 바뀌어왔는지 약사와 상담할 수 있고 약국에서 기다리지 않고 약을 받을 수 있습니다. 그리고 늘 가던 병원이 아닌 다른 병원에 갔을 때 어떤 약을 먹는지 찍어둔 사진을 보여주면 진료에 도움이 됩니다. 처방전 사진을 약국에 보내지 않더라도 핸드폰에 보관하는 방법도 있습니다. 특히 꾸준히 약을 복용하는 환자들이 약 관리 차원에서 활용하면 좋을 팁입니다.

처방전에도 사용기간이 있다?

약사: ○○○ 님, 이 처방전은 사용기간이 지나서 조제가 안 됩니다.

환자: 사용기간이요? 약이 남아서 일부러 기다렸다가 온 건데…

약사: 처방전 하단에 보시면 사용기간이 쓰여 있어요. 번거롭

겠지만 처방전을 다시 받아오셔야 합니다.

사용기간을 꼭 알아야 해요!

처방전은 사용기간이 있습니다. 처방전을 자세히 보면 아래쪽에 다음과 같은 문구가 있습니다.

'사용기간 | 발급일로부터 (3)일간 | 사용기간 내에 약국에 제출하여야 합니다.'

사용기간	발급일부터 (3)일간	사용기간 내에 약국에 제출하여야 합니다.	
	의약품 조제 명세		
조제 명세	조제기관의 명칭		처방의 변경·수정·확인·대체 시 그 내용 등
	조제약사	성명 (서명 또는 인)	
	조제량 (조제일수)		
	조제연월일		

처방전 사용기간

처방전 사용기간은 의사가 의학적 판단에 따라 정할 수 있어 처방전마다 다릅니다. 3일이나 7일이 흔하고 종합병원과 같은 곳에서 발급하는 처방전은 2주 정도 되기도 합니다.

사용기간 3일은 며칠까지죠?

그렇다면 사용기간 3일은 정확히 며칠까지 사용할 수 있다는 뜻일까요? 수요일에 기한이 3일인 처방전을 받았으면 수요일은 3일에 포함되지 않고 토요일까지 처방전 사용이 가능합니다. 그리고 사용 가능한 마지막 날이 공휴일이거나 일요일이면 자동으로 다음 날까지 처방전 사용이 가능합니다. 목요일에 받은 처방전이 3일간 사용 가능하다면 약을 받을 수 있는 마지막 날이 일요일이니 자동으로 월요일까지 사용할 수 있습니다.

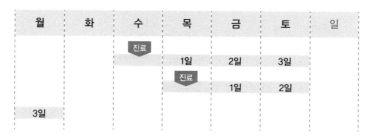

월	화	수	목	금	토	일
		진료				
			1일	2일	3일	
			진료			
				1일	2일	
3일						

처방전 사용기간이 3일일 때 사용기간

처방전에 사용기간이 있는 이유

그렇다면 처방전에 사용기간이 있는 이유가 뭘까요? 그것은 의사의 의학적 판단 때문입니다. 처방받은 날부터 환자의 상태는 변할 가능성이 있습니다. 감기로 처방전을 받은 환자가 3일 후에 약국에 와서 약을 받았다면 현재 증상이 아니라 의사에게 진료받을 때인 3일 전 증상에 대한 약을 받은 셈입니다.

처방전 사용기간을 잊지 마세요!

처방전 사용기간이 지난 후에 약국을 방문하면 그 처방전은 사용할 수 없습니다. 이때는 처방받았던 병원에 가서 처방전을 다시 발급받아야 하고, 발급 여부는 의사가 결정합니다. 진료를 다시 받아야 한다면 진료비를 내야겠죠.

고혈압과 같은 만성질환이 아닌 감기, 장염과 같은 급성질환일수록 처방받은 날 바로 약국에 가서 약을 타는 편이 좋습니다. 앞서 말씀드린 것처럼 처방받은 날로부터 멀어질수록 몸 상태가 계속 변할 수 있기 때문입니다. 또, 빠른 증상 완화를 위해서이기도 합니다. 처방전에 사용기간이 있음을 기억하여 안타까운 상황이 생기지 않길 바랍니다.

약국에 내가
처방받은 약이 없다고요?

약사: 이 병원은 우리 약국과 거리가 있어서 처방전에 나온 제약회사 약이 준비되어 있지 않아요. 같은 성분의 다른 제약회사 약으로 대체하거나 주문해서 드릴 수 있습니다.

환자: 똑같은 약이 없다고요?

진료를 받은 병원과 처방전을 가지고 간 약국이 서로 다른 지역일 경우 약국에 약이 없을 수 있습니다. 이런 상황일 때 약국은 제약회사에 약을 주문해 조제하거나, 근처 병원에서 쓰는 다른 제약회사 약으로 대체조제하겠다고 안내합니다. 약국에서 이런 안내를 받은 적이 있을 텐데요, 다른 데도 아닌 약국에 약이 없다니, 이게 무슨 일일까요?

모든 약에는 두 가지 이름이 있습니다

우리에게 비교적 친숙한 타이레놀®은 '아세트아미노펜'이라는 다른 이름을 가지고 있습니다. 여기서 타이레놀은 상품명, 아세트아미노펜은 성분명입니다. 성분명은 약효를 나타내는 성분 이름이고, 상품명은 제약회사에서 붙인 상표 이름입니다. 당연히 치료 효과에 중요한 것은 성분명이겠죠. 실제 '아세트아미노펜서방정 650mg'은 19개 제약회사에서 각기 다른 상품명으로 생산되고 있습니다. 약사들은 19가지 아세트아미노펜을 '같은 약'이라고 생각하지만, 환자는 '다른 약'으로 여길 수 있습니다. 환자들이 보는 처방전에는 '상품명'이 적혀 있기 때문입니다.

처방전의 약 이름은 '상품명'입니다

처방전을 받으면 보통 '아세트아미노펜서방정 650mg'이 아니라 '타이레놀8시간이알서방정 650mg'처럼 상품명이 적힌 것을 볼 수 있습니다. 우리나라는 현행법상 처방전에 성분명이나 상품명을 모두 기재할 수 있습니다. 하지만 특정 상품명으로 처방

상품명	제조/수입사	전문/일반	대조/생동
세타펜8시간이알서방정650mg	보령바이오파마	일반	생동인정품목
세토펜8시간이알서방정	삼아제약	일반	생동인정품목
써스펜8시간이알서방정	한미약품	일반	생동인정품목
아니스펜8시간이알서방정	콜마파마	일반	생동인정품목
아세노펜8시간이알서방정	일화	일반	
아세트엠8시간이알서방정650mg	마더스제약	일반	생동인정품목
엔시드8시간이알서방정650mg	한림제약	일반	생동인정품목
이알펜8시간서방정	경보제약	일반	
타미스펜8시간이알서방정	한국글로벌제약	일반	
타세놀8시간이알서방정	부광약품	일반	생동인정품목
타스펜8시간이알서방정650mg	대우제약	일반	생동인정품목
타이레놀8시간이알서방정	한국얀센	일반	대조약
타이레펜8시간이알서방정650mg	휴비스트제약	일반	생동인정품목
타이리콜8시간이알서방정	하나제약	일반	생동인정품목
타이몰8시간이알서방정650mg	동구바이오제약	일반	생동인정품목
타이펜8시간이알서방정	영풍제약	일반	생동인정품목
트라몰8시간서방정650mg	코오롱제약	일반	생동인정품목
트리스펜8시간이알서방정	동화약품	일반	
티메롤8시간이알서방정	서울제약	일반	
펜잘8시간이알서방정	종근당	일반	생동인정품목

타이레놀8시간이알서방정과 동일한 성분의 의약품

(출처: 약학정보원)

하는 것이 보편적이다 보니 성분명을 사용한 처방전은 거의 없습니다.

일부 국가에서는 상품명이 아닌 성분명으로 처방하도록 권고 또는 의무화하고 있습니다. 성분명으로 처방한다면 제약회사에 관계없이 약국이 가지고 있는 동일성분으로 바로 조제할 수 있습니다. 또한 불필요하게 여러 제약회사의 약을 구비하고 있다가 사용기한이 지나 폐기하는 비효율적인 면도 줄어들겠죠. 한편 같은 성분이라면 더 저렴한 제약회사의 의약품을 사용하도록 유도할 수 있습니다.

이렇듯 처방을 어떤 이름으로 하는지는 절대 불변이 아니라 국가가 선택한 제도입니다. 따라서 우리나라에서 실행하는 '동일성분 대체조제' 제도를 잘 알고 활용한다면 약사나 환자에게 상당히 유익합니다.

동일성분 '대체조제' 제도

처방전에 나온 '상품명'이 없어 환자에게 제약회사가 다르지만 성분이 같은 제품으로 조제를 권했습니다. 환자는 기분 나쁘다는 듯 표정이 바뀌더니 문을 세게 닫고 나갔습니다. 마치 약사가 '약을 바꿔치기'한다고 생각하는 것 같았습니다. 이럴 때 약사는 화도 나고 난감합니다.

그렇다면 환자는 어떻게 하면 좋을까요? 똑같은 상품명의 약이 있는 약국을 찾아 전전하거나 진료받은 병원 근처 약국으로 돌아가야 할까요? 정부에서는 이런 상황을 예측하고 '대체조제'라는 장치를 만들어두었습니다. 상품명이 다르더라도 '성분, 함량, 제형'이 동일하다고 식약처가 인정한 약이라면 약사가 대체해서 약을 조제할 수 있도록 한 제도입니다.

이때 대충 비슷한 약으로 조제하는 것이 아니라 같은 성분이면서 식약처장이 실제 효과도 동등하다고 인정한 품목만 대체조제가 가능합니다(앞 표의 우측에 '생동인정품목'이라는 말은 그 뜻입니다). 처방전에 나온 A라는 약 대신 규정된 실험을 통해 성분, 함량, 제형이 모두 같고 약효도 동등하다고 허가받은 B라는 약으로 조제해도 된다는 말이죠. 약을 조제한 다음 약사는 처방한 의사에게 대체조제 사실을 통보하게끔 약사법에 정해져 있습니다.

대체조제하는 약 또한 다른 병원의 의사들이 처방하는 약이고, 처방전에 적힌 약과 같은 효과를 낸다고 증명된 약이기 때문에 불안해하거나 찝찝해할 필요가 없습니다. 많은 사람이 '대체조제' 제도를 잘 이해하고 있다면 약이 없어서 약국을 전전하는 일도 줄어들 수 있겠죠?

무슨 약을 먹는지
어떻게 아셨어요?

약사: 할머니, 혹시 정형외과에서 처방받은 약을 드시지 않나요?

환자: 그걸 어떻게 알았어요? 컴퓨터에 다른 병원 약들도 전부 뜨는 거예요?

약사: 아, 전부는 아니구요~ 같이 먹으면 안 되는 약만 의사, 약사 화면에 떠요.

환자: 그래요? 거참 신통방통하네…. 정형외과 약은 아플 때만 먹어요. 오늘 받은 약을 먹을 동안은 안 먹을게요.

중복 약을 걸러주는 DUR 시스템

어떤 사람이 이가 아파서 치과에서 진료받고 A 약국에서 약을 타서 먹는 중에 감기에 걸려 내과에서 진료받고 B 약국에서 약을 탔습니다. 그러고는 치과 약과 감기약이 다르다고 생각해서 같이 먹었다면 과연 괜찮을까요?

치과 약과 감기약이 다를 것 같지만 많이 겹칩니다. 대표적으로 소염진통제가 자주 중복됩니다. 한 번에 1알만 먹어도 될 것을 2알씩 두 배로 먹어 위장장애 같은 부작용 가능성이 커집니다. 그러나 이 환자가 A 약국에서 받은 치과 약을 먹고 있다는 사실을 내과나 B 약국에서 알 수 있다면 이런 상황은 피할 수 있습니다.

DUR Drug Utilization Review이라는 '의약품 처방조제 지원 시스템'이 이런 상황을 피할 수 있도록 돕고 있습니다. 모든 의료 서비스를 심사하는 건강보험심사평가원에서 제공하는 DUR은 환자가 중복되거나 동시에 먹으면 안 되는 약을 함께 처방받았을 때, 나이에 맞지 않는 약을 처방받았을 때와 같이 안전 관련 문제가 있을 때 병원과 약국 전산에 실시간으로 알람을 주는 서비스입니다.

그렇다고 B 약국에서 이 환자가 어디서 어떤 약을 처방받았는지 전부 볼 수는 없습니다. DUR 서비스는 문제가 되는 약물만 보여주기 때문이죠. 그래서 환자의 개인 정보를 보호하면서 안전과 관련된 상담이 가능하도록 하는 거죠.

DUR은 어떤 정보를 제공하나요?

DUR 서비스는 중복되는 약과 같이 먹으면 안 되는 약, 특정 연령에서 복용이 금지된 약, 임산부에게 복용이 금지된 약, 안전성이 입증되지 않은 약, 최대 용량이 넘은 약 등을 모두 알려줍니다. 2018년 기준으로 이렇게 의사, 약사에게 제공된 정보가

7983만 건이라고 하니 놀랍습니다. 2010년 12월 1일부터 전국적으로 시행해온 지금, DUR이 없었던 시절에 비해 얼마나 많은 약물 관련 사고가 예방되었을지 생각하면 참 좋은 제도임이 틀림없습니다.

약 봉투, 복약안내문, 환자보관용 처방전을 들고 오세요!

DUR 서비스를 통해 절대 일어나서는 안 될 정보만 의사, 약사에게 제공되기 때문에 최적의 상담을 위해서는 환자가 먹고 있는 약 모두를 병원과 약국에 알려주는 것이 좋습니다. 금기는 아니지만 같이 먹으면 부작용 가능성이 커지거나 약효가 줄어드는 약이 있는데, 이런 부분을 DUR이 알려주지는 않습니다. 이는 득과 실을 고려하여 의사, 약사가 종합적으로 판단해야 하는 상황이기 때문입니다. 또한 처방받은 약만 DUR에 적용될 뿐 환자가 구매한 건강기능식품이나 두통약 같은 일반의약품은 DUR로 점검할 수 없습니다.

그러므로 가장 좋은 방법은 먹고 있는 약을 의사, 약사에게 보여주는 것입니다. 약의 실물이나 설명이 적힌 약 봉투, 복약안내문, 환자보관용 처방전 등을 가져오면 더 빨리 파악할 수 있습니다. 그것이 어렵다면 처방전이나 약 이름이 인쇄된 약 봉투, 약 자체를 찍은 사진 등을 보여주는 것도 좋은 방법입니다.

복용하는 약이 많다면 단골 약국을 정해 처방받은 약을 한 곳에서 조제하고 종합적인 관리를 받는 편이 좋습니다. 환자가 먹고 있는 처방약, 일반의약품, 건강기능식품 등을 전부 파악하고 있는 약사라면 환자에게 필요한 정보나 서비스를 제공할 수 있으니까요. 약 이외에 건강기능식품이나 영양제, 식습관, 알레르기, 약물 부작용 경험, 질병 등을 약사에게 알려준다면 약물 조정, 생활요법 등 종합적인 상담이 가능해집니다. 맞춤형 상담을 위해 단골 약국을 정해서 이용하는 방법을 추천합니다.

약사님, 제가 먹는 약 좀 전부 알려주세요

환자: 감기 때문에 죽을 맛이네요. 조제 부탁드려요.

약사: 네. 아버님 다른 약 드시는 게 또 있었죠?

환자: 요새 두드러기 때문에 피부약을 독한 걸 먹고 있어요.

약사: 연세가 많으신 분들이 콧물감기약과 피부과에서 처방한 알레르기약을 동시에 필요 이상으로 먹으면 입이 마르면서 입맛이 떨어지거나 구내염이 잘 생기고, 변비나 소변이 잘 나오지 않아 고생하실 수 있어요. 혹시 병원에 피부과 약을 먹는다는

이야기를 하셨나요?

환자: 안 했어요. 말 안 해도 다 아는 거 아니었어요?

약사: 개인 정보라서 알 수가 없어요. 참! '내가 먹는 약! 한눈에' 서비스가 있네요!

약사는 개인의 처방기록을 조회할 수 있을까?

약이 처방되고 건강보험 처리가 되는 과정에서 자연스럽게 개인의 의약품 처방 정보가 건강보험공단에 저장됩니다. 의약품 외에도 병원에서 받은 처치, 주사제, 검사 등 모두 기록되죠.

그렇다면 약사는 환자가 해당 약국이 아닌 다른 약국에서 조제한 모든 처방기록을 볼 수 있을까요? 환자의 모든 처방기록을 의사, 약사가 볼 수 있으면 자세한 상담을 할 수 있어 좋지 않을까요?

우리나라에서는 불가능합니다. 환자의 건강 정보가 공개되어 자세한 상담을 받을 권리보다 개인의 민감한 정보가 보호받을 권리가 우선한다고 보기 때문이겠지요. 이는 다른 국가들도 비슷합니다. 그렇다면 앞의 단골 환자처럼 처방받았던 약의 이름을 알고 싶을 때는 어떻게 해야 할까요?

'내가 먹는 약! 한눈에' 서비스

물론 해당 약을 조제한 약국이나 처방한 병의원에 전화해서 알아보면 간단합니다. 그런데 그것이 어려울 때가 많습니다. 환자가 약국이나 병원을 기억하지 못할 수도 있고, 귀가 잘 안 들리는 환자라면 전화가 어렵습니다. 전화 문의 역시 본인 확인이 되어야 하는데 그 과정도 까다롭습니다.

이런 경우 '내가 먹는 약! 한눈에' 서비스를 이용할 수 있습니다. 건강보험심사평가원에서 운영하는 서비스로 인터넷 홈페이지(www.hira.or.kr)를 통해 최근 1년까지 자신이 처방받은 모든 의약품을 볼 수 있습니다. 주민등록번호, 핸드폰번호 또는 공인인증서로 본인 인증을 하면 확인이 가능합니다. 핸드폰만 갖고 있다면 문자 인증을 통해 약국에서 약사의 도움을 받아 손쉽게

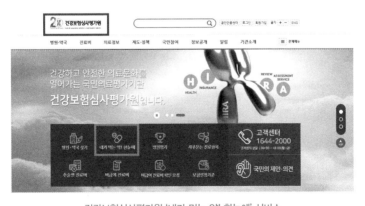

건강보험심사평가원 '내가 먹는 약! 한눈에' 서비스

처방내역을 확인할 수 있습니다. 이 서비스 덕분에 단골 환자의 약을 조회하여 중복되는 약을 조절할 수 있었습니다.

'내가 먹는 약! 한눈에'라는 좋은 서비스가 아직 많은 사람에게 알려지지 않았습니다. 심지어 이 서비스 이용이 가능하다는 사실조차 모르는 약국도 많을 거라 생각합니다.

이 서비스를 이용해보면 자신이 1년 동안 먹은 약을 한눈에 볼 수 있어 유익합니다. '이렇게 약을 자주 먹었나?', '이렇게 여러 약국에 갔었나?' 자신이 먹은 약에 대해 다양한 생각을 하기 때문이죠. 지금 당장 조회해보면 어떨까요? 어렵다면 단골 약국에 문의해보세요. 모쪼록 '내가 먹는 약! 한눈에' 서비스가 널리 알려져 많은 사람에게 도움이 되길 바랍니다.

약국에선 왜 처방전을 돌려주지 않나요?

처방전을 약국에 내고 나서 드는 생각이 있습니다.

'약을 받고 나서 내 처방전을 다시 가져갈 수 있나?'

가끔은 환자가 말없이 처방전을 가져가서 나중에 약사가 크게 당황할 때가 있습니다. 주로 자신이 처방받은 약 정보를 알고 싶거나 보험 청구를 위해 필요할 것 같아서 가지고 갑니다. 그러나 제출한 처방전은 되돌려주지 않는 것이 원칙입니다. 왜 약국에서는 처방전을 돌려주지 않을까요?

병원에서 발급하는 처방전 두 장

원래 의료법상 병원은 두 장의 처방전을 발급해야 합니다. 환자의 알 권리 차원에서 의무화한 것입니다. 하지만 이러한 의무 규정을 실행하지 않는 병원이 많아 사회적 논란이 되기도 했죠. 물론 병원에서는 중요 정보인 환자보관용 처방전을 환자들이 버리거나 원하지 않는다고 이야기합니다.

> **의료법 시행규칙 제12조**
> ② 의사나 치과의사는 환자에게 처방전 2부를 발급하여야 한다. 다만, 환자가 그 처방전을 추가로 발급하여 줄 것을 요구하는 경우에는 환자가 원하는 약국으로 팩스·컴퓨터통신 등을 이용하여 송부할 수 있다.

간혹 병원에서 '약국제출용' 처방전만 발급했다면 처음부터 '환자보관용' 처방전을 요청해야 합니다. 그렇게 해야 다시 병원으로 가서 처방전을 받는 불편을 줄일 수 있습니다.

처방전이 바뀌지 않게 주의하세요!

병원에서 처방전 두 장을 받게 되면 한 장에는 '약국제출용', 다른 한 장에는 '환자보관용'이 각각 표시되어 있습니다. 약국제출용은 말 그대로 약국에 제출하는 용도이고, 환자보관용은 환자가 가져가는 용도입니다.

간혹 두 개가 뒤바뀌어 환자보관용을 제출하거나 실수로 약국제출용을 버리고 환자보관용만 제출하는 일이 생깁니다. 이

[약국제출용]

처 방 전

[ ]건강보험 [ ]의료급여 [ ]산업재해보험 [ ]자동차보험 [ ]기타(   )

※ [ ]에는 해당되는 곳에 "✔"표시를 합니다.

요양기관기호:

발급 연월일 및 번호		년　월　일 - 제　　호		의료기관	명　칭		
환자	성　명				전화번호	(　)　-	
	주민등록번호		-		팩스번호		
질병분류기호		처방의료인의성명		(서명 또는 날인)	면허종류		
					면허번호	제　　호	

[환자보관용]

처 방 전

[ ]건강보험 [ ]의료급여 [ ]산업재해보험 [ ]자동차보험 [ ]기타(   )

※ [ ]에는 해당되는 곳에 "✔"표시를 합니다.

요양기관기호:

발급 연월일 및 번호		년　월　일 - 제　　호		의료기관	명　칭		
환자	성　명				전화번호	(　)　-	
	주민등록번호		-		팩스번호		
질병분류기호		처방의료인의성명		(서명 또는 날인)	면허종류		
					면허번호	제　　호	

약국제출용과 환자보관용 처방전

때는 다시 병원에 가서 약국제출용 처방전을 발급받아 제출해야 하는 번거로움이 생길 수 있으니, 약국과 환자 모두 주의해야 합니다.

처방전 모양도 같은데 좀 봐주면 안 될까 싶지만 약사법상 약사는 환자보관용 처방전이 아닌 '약국제출용' 처방전 원본을 2년간 보관해야 하는 법적인 의무가 있습니다.

처방전 두 장을 받았으면 두 번 쓸 수 있나요?

처방전과 관련하여 약국에서 자주 받는 질문 중 하나가 "병원에서 처방전 두 장을 주던데 나머지 한 장을 한 번 더 사용할 수 있는 건가요?"입니다. 물론, 안 됩니다. 처방전 접수 시 접수원이 확인하여 '환자보관용'은 받지 않기도 하고, 실제로 접수를 위해 약국프로그램에 처방전 내용을 입력해도 이미 약을 받아간 것으로 되어 있어 조제가 불가능합니다.

처방전 두 장을 의무 발급한다는 것과 반드시 약국제출용을 약국에 내야 한다는 점을 기억한다면 병원에 두 번 가는 불편함을 줄일 수 있습니다.

그때그때 다른 약값?

약사: 오늘 약값은 8500원입니다.

환자1: 어머! 감기약 일주일분인데 그렇게 비싸요? 전에 약값은 쌌는데….

약사: 혈압약 한 달분, 늘 드시던 약이네요. 약값은 9000원입니다.

환자2: 어? 항상 육천 얼마에 사갔는데, 왜 비싸진 거죠?

약사: 오늘 약값은 900원이 나오네요.

환자3: 저는 차상위대상자인데 500원이 아니고요?

가벼운 질환으로 큰 병원에 갔다면

약을 지었는데 예상보다 약값이 비싸거나 달라져서 놀란 적이 있나요? 일반적으로 처방전을 받아 약을 조제하는 경우 전체 약값의 30%를 환자가 부담합니다. 그래서 건강보험 적용이 되는 처방전은 전국 모든 약국의 약값이 같죠. 하지만 똑같은 의약품을 처방받더라도 약값을 더 내는 경우가 있는데, 소위 '큰 병원'에서 가벼운 질환으로 처방받았을 때입니다.

	전체 약값	약국에서 환자가 사는 약값	의료급여, 차상위대상자
1차 병원	30,000원	9,000원(30%)	500원(정액)
2차 병원	30,000원	12,000원(40%)	900원(3%)
3차 병원	30,000원	15,000원(50%)	900원(3%)

* 일부 예외 질환 있음

가벼운 질환일 때 1, 2, 3차 병원 약값 비교

우리나라는 병원 규모에 따라 1차, 2차, 3차[+]로 구분하고 있습니다. 간단하게 동네 의원 같은 작은 병원들이 1차, 여러 진료과를 가진 종합병원을 2차, 대학병원처럼 규모가 큰 종합병원을 3차라고 생각하면 됩니다. 그런데 가벼운 질환으로 2차나 3차 병원에서 처방받으면 같은 약이라도 약값이 더 나옵니다. 가벼운 질환 환자가 큰 병원으로 몰리는 현상을 막기 위해 만든 제도 때문입니다.[++]

'가벼운 질환'으로 작은 병원에서 처방받았을 때는 전체 약값의 30%가 환자 부담이지만, 큰 병원에서 처방받았다면 전체 약값의 40%나 50%가 환자 부담입니다. 또한 의료급여, 차상위대상자[+++]의 경우에도 '가벼운 질환'으로 작은 병원에서 처방받았

[+]　　의료급여법으로 병상 수, 진료과목 수 등에 따라 1차, 2차, 3차 의료급여기관으로 분류되어 있습니다. 반면 의료법으로는 의원, 병원, 종합병원, 상급종합병원으로 나뉘어 있습니다.

[++]　　보건복지부에서는 감기나 소화불량, 단순한 고혈압, 당뇨 같은 질병 등 현재 100가지를 가벼운 질환으로 분류하고 있습니다.

을 때 500원으로 고정되어 있던 약값이 큰 병원에서 처방받는다면 전체 약값의 3%를 본인이 부담해야 합니다. 따라서 가벼운 질환이라면 평소 다니던 동네 의원에서 처방받는 편이 약값을 줄이는 데 도움이 됩니다.

야간 및 공휴일 할증 제도

병원 진료비처럼 약국도 야간 및 공휴일 할증 제도가 있습니다. 평일 오후 6시~다음 날 오전 9시 사이, 토요일 및 공휴일에 처방받은 약을 조제하면 야간 및 공휴일 할증금액이 붙어 처방 일수에 따라 약값이 약 500~1200원 정도 추가됩니다. 그러므로 급한 약이 아니라면 평일 오전 9시~오후 6시 사이에 약국을 이용하는 편이 약값 부담이 적습니다.

보험약, 비보험약, 100/100?

처방받은 약에 따라 약값 차이가 생길 수 있습니다. 건강보험이 적용되는 보험대상 약들은 국가에서 약값을 관리하여 대부분 일정합니다. 하지만 건강보험이 적용되지 않아 환자가 약값을

+++　　생활이 어려운 저소득층은 의료급여대상자가 되어 정부에서 의료비, 약값의 본인부담금을 지원합니다. 그런데 원래는 의료급여대상자였다가 형편이 나아져서 일반건강보험대상자가 되었더라도 일정 기준에 부합하면, 그 중간 단계로서 본인부담금 일부와 건강보험료를 정부가 지원합니다.

2018년부터 65세 이상 약값 제도가 바뀝니다.

총 약제비	본인부담 금액		
	2017년		2018년
1만원 이하	1,200원		1,000원
1만원 초과 ~ 1만 2000원 이하	30%	→	20%
1만 2000원 초과 ~			30%

병원, 약국 야간과 주말 할증도 알아두세요!

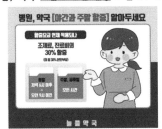

실제로 총 약제비의 30%만 환자들이 부담하기 때문에
약국의 야간과 주말 할증의 환자 부담은 10% 정도 됩니다. ^^

야간과 주말 약값 할증을 알리는 게시물

전부 부담해야 하는 비보험 약들은 약국마다 입지 조건이나 매입 가격이 다르기 때문에 차이가 생길 수 있습니다. 같은 약이라도 보험으로 받았던 약을 비보험 또는 본인이 약값 전부를 부담하는 100/100*으로 처방받게 되면 약값이 비싸질 수 있습니다.

이때 보험이 적용되는지, 안 되는지는 건강보험심사평가원에

✚　　치료에 꼭 필요한 약이지만 보험재정이 넉넉하지 않아 보험 적용이 어려운 약들은 다른 보험 적용 의약품처럼 정부가 약값을 정해주지만 실제 약값은 100% 환자가 부담하게 합니다. 이런 경우 100/100(백대백)이라고 부릅니다.

서 기준을 정하고, 약국과 의료기관이 따르게 됩니다. 내가 먹는 약의 보험 적용 여부는 병원, 약국 또는 건강보험심사평가원에 문의하면 알 수 있습니다.

이렇게 몇 가지 약값 제도만 알고 있어도 불필요한 약값을 줄일 수 있습니다. 처방전 약값이 평소보다 많이 나왔을 때 '오늘 약값이 왜 이렇게 비싸지?'라고 혼자 고민하지 말고 편하게 약사에게 물어보세요!

보험이 되는 약과
안 되는 약

가끔 약사에게 "이 약은 보험이 된다, 안 된다."는 말을 듣습니다. 내용은 자세히 모르지만 '그런 것이 있나 보다.'라고 생각하는 사람이 대부분입니다. 건강보험 처리 여부에 따라 약값에 차이가 생길 수밖에 없는데, 보험(급여)/비보험(비급여)⁺으로 처리되는 상황이 몇 가지 있습니다.

✚   보험 적용이 되는 약이나 의료 서비스를 어려운 말로 '급여'라고 합니다. 반대로 보험이 적용되지 않아 100% 환자가 부담해야 하는 약이나 의료 서비스를 '비급여'라고 합니다. 이 책에서는 어려운 말 대신 보험, 비보험으로 부르겠습니다.

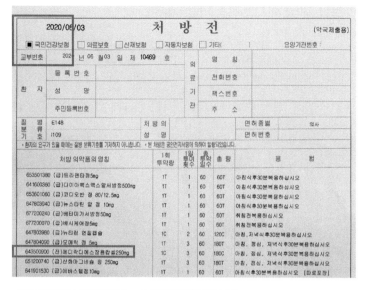

처방 의약품의 명칭	1회 투약량	1일 투약 횟수	총 투약 일수	총량	용 법
653501380 (급)트리젠타정5mg	1T	1	60	60T	아침식후30분복용하십시오
641600360 (급)다이아펙스엑스알서방정500mg	1T	1	60	60T	아침식후30분복용하십시오
653601060 (급)코디오반 정 80/12.5mg	1T	1	60	60T	아침식후30분복용하십시오
647803940 (급)뉴스타틴 알 정 10mg	1T	1	60	60T	아침식후30분복용하십시오
677200240 (급)베타미가서방정50mg	1T	1	60	60T	취침전복용하십시오
677200070 (급)베시케어정5mg	1T	1	60	60T	취침전복용하십시오
647803980 (급)뉴티린 연질캡슐	1C	2	60	120C	아침, 저녁식후30분복용하십시오
647804090 (급)오메릭 정 5mg	1T	3	60	180T	아침, 점심, 저녁식후30분복용하십시오
643500900 (전)메디락디에스장용캡슐250mg	1C	3	60	180C	아침, 점심, 저녁식후30분복용하십시오
651200740 (급)산화마그네슘 정 250mg	1T	3	60	180T	아침, 점심, 저녁식후30분복용하십시오
841901530 (급)에바스텔정 10mg	1T	1	60	60T	아침식후30분복용하십시오 [마로포장]

* (전)메디락디에스장용캡슐 250mg은 100/100(전액 본인 부담)

보험 적용 처방전

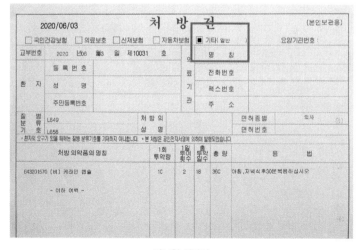

처방 의약품의 명칭	1회 투약량	1일 투약 횟수	총 투약 일수	총량	용 법
643201570 (비) 케라민 캡슐	1C	2	18	36C	아침, 저녁식후30분복용하십시오
~ 이하 여백 ~					

비보험 처방전

보험 처방전이지만 특정 약만 비보험

가장 흔하게 접하는 경우가 특정 약만 비보험으로 나오는 것입니다. 소화제, 유산균, 비타민제와 같은 특정 약들은 몇몇 정해놓은 질환, 연령일 때만 보험이 되거나 아예 모든 경우에 보험이 되지 않기도 합니다. 보험재정이 부족해서 보험 적용이 안 될 수 있지만 대체로 미용, 성형, 영양, 예방 등 반드시 필요하지 않은 약제엔 보험 적용이 안 될 때가 많습니다. 이러한 약들은 처

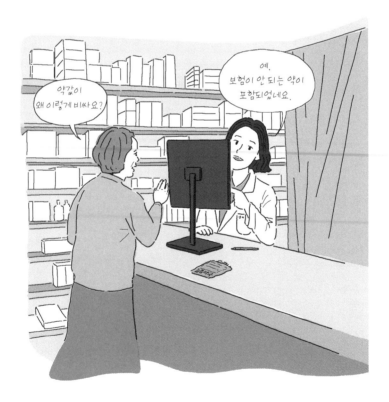

방된 약 이름에 '비보험' 혹은 '비', '일반' 혹은 '일'이라고 표기합니다. 환자는 의사가 보험이 되는 약으로 처방해주길 바라겠지만, 효과적인 치료를 위한 선택이므로 처방에 따르는 편이 바람직합니다.

이와 비슷하게 특정 약의 경우 '100/100', '전' 또는 '전액', '본' 또는 '본인부담'으로 표기되어 처방이 나오기도 합니다. 이 약은 100% 환자 본인이 약값을 부담하는 항목입니다(단, 비보험 처방전과 달리 조제료는 보험이 적용됨). 환자 입장에선 '도대체 비보험 약이랑 뭐가 다른 거지?'라는 의문이 들 수 있는데, 약값이 공식적으로 정해져 있다는 점에서 비보험 약과 다르다고 이해하시면 됩니다. 즉, 비보험 약은 약국마다 약값이 다를 수 있지만 본인부담(100/100, 전액) 약은 약국마다 약값이 같습니다(일부 예외 있음).

처방전 자체가 비보험 처방전

처방된 약들은 모두 보험이 되는 것들인데 처방전 자체가 비보험으로 나오는 일도 있습니다. 이때는 약값, 조제료 등 모두를 본인이 부담해야 합니다. 교정 치료, 쌍꺼풀 수술, 발기부전, 사후피임약 등이 이런 경우죠. 미용을 목적으로 하거나 필수적인 신체 기능과 관련이 없을 때 치료 자체가 보험 적용이 되지 않습니다. 해당 치료가 보험 적용이 안 되면 그에 따른 약값 또한 보험 적용이 안 됩니다.

다시 처방받는 경우

그 외에 늘 복용해야 하는 약을 훼손하거나 분실하여 처방을 다시 받아야 하는 경우도 보험 적용이 되지 않습니다. 건강보험 공단에서는 이미 약값을 지원했으므로 중복 혜택을 줄 수 없기 때문입니다.

환자에게 약값은 중요합니다. 가끔이지만 환자들이 비보험 약 때문에 약값이 비싸다며 '그 약은 빼고 달라'고 요구하는 상황을 접하면 약사로서 안타깝습니다. 보험재정이 넉넉지 않아 치료에 꼭 필요하지만 보험 적용이 되지 않는 약이 있을 수 있습니다. 또한 비보험 때문이 아니라 '보험이 적용되었지만 약 자체가 아주 비싸기' 때문일 수 있습니다. 예상보다 약값이 비싸거나 처방받은 약값 계산에 의문이 든다면 임의로 복용 여부를 결정하지 말고 의사나 약사의 의견을 충분히 듣고, 정확한 정보를 바탕으로 판단하면 좋겠습니다.

2만 원짜리 인슐린주사바늘을
2000원에 산다고?

약사: 어머님, 인슐린주사 처방이 새로 나왔네요.

환자: 지난달에 혈당조절이 제대로 안 돼 병원에 입원했는데 그때부터 인슐린주사를 맞기 시작했어요.

약사: 아~ 그러셨구나. 어머님, 인슐린주사를 맞으면 혈당측정도 중요해요. 집에서 혈당 확인은 하고 계세요?

환자: 안 그래도 병원에서도 수시로 혈당을 재보라고 하더라고요. 주사도 맞고 혈당도 재려니 너무 번거로워요. 그리고 혈당 재는 도구가 엄청 비싸던데….

약사: 인슐린주사 맞는 분들은 2만 원짜리 혈당측정 검사지를 2000원에 살 수 있는 방법이 있어요!

환자: 그런 방법이 있어요?

'당뇨소모성재료 요양비 지원' 사업을 아시나요?

건강보험공단은 몇 해 전부터 혈당 관리에 필요한 재료들의 구매비를 지원하는 '당뇨소모성재료 요양비 지원' 사업을 하고 있습니다. 취지가 좋은 사업인데도 알려지지 않아 혜택을 못 받는 환자가 많습니다. 그래서 약국에서 적극적으로 홍보하고 있

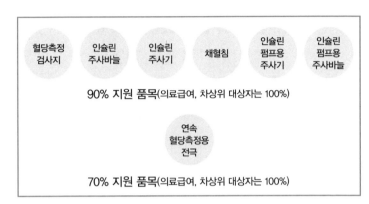

| 혈당측정
검사지 | 인슐린
주사바늘 | 인슐린
주사기 | 채혈침 | 인슐린
펌프용
주사기 | 인슐린
펌프용
주사바늘 |

90% 지원 품목(의료급여, 차상위 대상자는 100%)

연속
혈당측정용
전극

70% 지원 품목(의료급여, 차상위 대상자는 100%)

당뇨소모성재료 요양비 지원 사업

는 사업이기도 하죠.

　'당뇨소모성재료 요양비 지원'은 인슐린주사를 맞고 있는 당

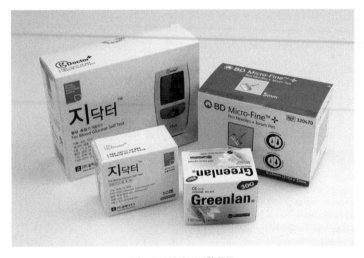

당뇨소모성재료 지원 품목

뇨 환자라면 모두 혜택을 받을 수 있습니다. 지원 품목은 혈당 관리에 필요한 당뇨소모성재료인 혈당측정검사지, 인슐린주사 바늘, 인슐린주사기, 채혈침, 인슐린펌프용주사기, 인슐린펌프 용주사바늘, 연속혈당측정용전극 등입니다.

어떤 절차를 거치면 혜택을 받나요?

'당뇨소모성재료 요양비 지원'을 받으려면 먼저 병원에 말해 야 합니다. 그러면 병원에서 '건강보험 당뇨병 환자 등록 신청서' 와 '당뇨병 환자 소모성재료 처방전'을 발급합니다. 등록 신청서 는 건강보험공단에 처음 등록할 때만 필요합니다. 한번 등록되 면 이후 추가로 발급받을 필요는 없습니다. '당뇨병 환자 소모성 재료 처방전' 1장은 물품을 구입할 때 한 번만 사용이 가능합니다. 이후에 물품 구입을 원한다면 같은 절차를 거쳐 발급받습니다.

발급받은 '당뇨병 환자 소모성재료 처방전'을 가지고 건강보 험공단에 등록된 의료기기업체나 약국을 방문합니다. 약국 중 등록된 곳도 있고, 등록되지 않은 곳도 있으니 약국에 미리 확인 하고 필요한 재료를 구매합니다. 이때 환자가 부담하는 비용은 지원 품목에 따라 실제 가격의 10% 또는 30%이며 나머지는 건 강보험공단에서 지원합니다. 결과적으로 2만 원짜리 혈당측정 검사지라면 10% 가격인 2000원에 살 수 있는 셈입니다.

❶ 요양기관

환자 등록 신청서/
소모품 처방전 발급

❷ 환자

환자 등록 및 소모품 구입
(공단 등록 업소 등록품목)

(약국, 의료기기업체)

❹ 국민건강보험공단

구매 금액 환급
(요양비 지급)

❸ 환자

구매 비용 청구
(요양비 청구)

당뇨소모성재료 요양비 지원 과정

(출처: 국민건강보험공단)

현재 인슐린주사를 맞고 있는데 아직 '당뇨소모성재료 요양비 지원'을 받지 못하고 있다면 가까운 약국에서 상담하기 바랍니다.

그냥 살 수 있는 약 vs 처방전이 필요한 약

환자: 병원에 사람이 많아서 대기시간이 기네요. 제가 시간이 없어서 그런데 매일 먹던 혈압약을 살 수 있을까요?

약사: 혈압약은 전문의약품이라 안 됩니다.

환자: 전문의약품이요? 늘 먹던 약인데 그냥 살 수 없을까요?

만성질환자들은 늘 같은 약을 처방받는다는 생각에 이와 같은 질문을 자주 합니다. 하지만 약국에서 처방전 없이도 살 수 있는 종합감기약이나 상처 연고 같은 일반의약품과 다르게 만성질환 약은 처방전이 있어야 살 수 있습니다. 혈압약을 포함한 대부분의 만성질환 약이 '전문의약품'으로 분류되기 때문이죠.

전문의약품 vs 일반의약품

약국에서 다루는 의약품은 크게 '전문의약품'과 '일반의약품' 두 가지로 분류됩니다. 쉽게 구분하자면 전문의약품은 처방전이 있어야 약국에서 살 수 있고, 일반의약품은 처방전 없이 약국에서 살 수 있습니다. 왜 이렇게 약을 구분하는 걸까요?

약사법은 전문의약품과 일반의약품 분류 기준을 정하고 있습니다. 일반의약품은 오용, 남용될 우려가 적고 의사 처방 없이 사용하더라도 비교적 안전하고 효과가 입증된 약을 말합니다. 이러한 기준으로 보건복지부, 식품의약품안전처가 협의하여 전문의약품, 일반의약품을 지속적으로 분류하고 있습니다. 이 분류에 따라 약국에서 그냥 살 수 있느냐 없느냐가 결정되는 것이죠.

대체적으로 이런 기준이지만 실상은 복잡합니다. 인공눈물을 예로 들면 성분에 따라 약국에서 처방전 없이 살 수 있는 것이 있고, 처방전이 있어야 살 수 있는 것이 있습니다. 감기약도 그렇고, 피임약도 그렇죠. 추가적으로 사후피임약은 국가마다 달라서 약국에서 그냥 살 수 있는 나라도 있지만 우리나라처럼 전문의약품으로 분류하여 처방전이 있어야 살 수 있는 나라도 있습니다. 자로 잰 것처럼 명확하고 절대적인 기준은 없는 셈입니다.

처방전이 필요한지 약사에게 물어보세요!

이렇게 복잡하기 때문에 해당 약이 전문의약품인지 일반의약품인지 약사에게 물어보는 편이 가장 정확합니다. 의약품 겉 포장에 의무적으로 표시하게끔 규정되어 있으니 포장지를 참고해도 좋습니다.

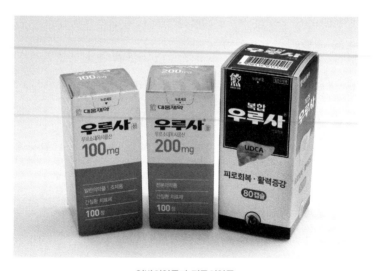

일반의약품과 전문의약품

대부분의 만성질환 의약품은 전문의약품에 속합니다. 약사법 기준처럼 만성질환을 관리하는 약들은 의사가 환자 상태를 체크하여 올바른 약물과 용량을 선택해야 안전하게 사용할 수 있기 때문입니다. 혈압약을 예로 들면 고혈압이 아닌 사람이 먹거나 혈압이 높지 않은데 약효가 센 혈압약을 먹게 되면 저혈압이 발생해 환자가 위험할 수 있습니다.

일반의약품도 주의가 필요합니다

비록 일반의약품이라 하더라도 의약품이기 때문에 마냥 안전한 것은 아닙니다. 과량 복용하면 독성이 나타날 수 있고, 과소 복용하면 효과가 없을 수 있습니다.

일반의약품을 구매할 때 '꿀팁'을 하나 알려드리겠습니다. 약을 살 때 무엇이 됐든 '질문' 하나 정도 생각해서 약사에게 물어보기입니다. "혹시 뭐 조심할 건 없나요?"나 "같이 먹으면 안 되는 약이 있나요?" 같은 질문 말입니다. 약사도 사람인지라 질문하는 사람에게는 알고 있는 정보를 알려주고 싶지만 약만 사고 얼른 자리를 뜨고 싶어 하는 사람에게는 설명하고 싶어도 망설이게 됩니다.

약값에는 약사의 복약상담 비용도 포함되어 있습니다. 그러므로 건강과 안전을 위해 같은 비용으로 더 유용한 정보를 얻어

가시길 바랍니다.

늦은 밤이나 휴일에
갑자기 아플 때는?

약국은 대개 오전부터 저녁까지 운영합니다. 보통 오전 8시나 9시쯤 문을 열고 저녁 6시에서 10시 사이에 닫습니다. 그러니 만약의 상황을 대비해서 집에 상비약을 준비해두는 편이 좋습니다.

늦은 밤, 갑자기 배가 살살 아픈데 상비약이 없다면 어떻게 해야 할까요? 편의점에서 응급상비약을 사기엔 어떤 약을 먹어야 할지 모르겠고, 응급실로 가기엔 증상이 심하지 않기 때문에 시간과 돈이 아깝습니다. 집 근처 약국은 이미 문을 닫았습니다. 이런 난처한 상황에 처한 주민을 위해 운영하는 약국이 바로 '휴일지킴이약국'과 '공공심야약국'입니다.

휴일지킴이약국

휴일지킴이약국은 명절 연휴나 어린이날, 일요일 등 공휴일에 문을 여는 약국을 말합니다. 약국마다 문을 여는 이유는 '환자를 위해 봉사하겠다는 사명감으로', '휴일에 찾는 환자가 많아서',

'동네 약사들이 한 약국씩 돌아가며 열기로 약속해서' 같이 가지 각색입니다. 설날이나 크리스마스처럼 대부분의 약국이 문을 닫는 휴일에 운영하고 있는 약국을 봤다면 그곳이 바로 휴일지킴이약국입니다.

공공심야약국

공공심야약국은 지방자치단체의 지원을 받아 심야에도 운영하는 약국입니다. 자발적으로 운영하는 휴일지킴이약국과 다르게 지방자치단체에서 세금을 투입하여 운영하고 관리한다는 점에서 공적인 성격을 띠고 있습니다. 대한약사회에서 전국 지방자치단체에 공공심야약국 도입을 요청했지만 아직까지 지방자치단체의 재량에 따라 공공심야약국이 있는 곳도 있고, 없는 곳도 있습니다. 세금으로 운영되는 만큼 시민의 권리를 누리기 위해 공공심야약국을 기억해두면 좋겠습니다.

늦은 밤이나 휴일 같은 취약 시간대에 약국에서 긴급하게 의약품을 구하고 상담하려는 사람들의 요구가 커지고 있습니다. 대한약사회도 약국을 운영하는 약사들에게 휴일지킴이약국이나 공공심야약국에 참여하도록 적극적으로 독려하고 있습니다. 최근 서울시는 2020년 9월부터 20개 구 31개 약국을 지정하여

'공공야간약국' 운영을 시작하였습니다.

늦은 밤 아픈 아이를 위한 '달빛어린이병원'

일반 병의원이 문을 닫은 야간이나 휴일에도 진료하는, 1년 365일 소아청소년과 병원이 있습니다. 바로 '달빛어린이병원'입니다. 달빛어린이병원으로 지정된 병의원은 평일 야간 시간대와 휴일에 만 18세 이하 환자에 대한 진료 서비스를 제공합니다. 야간 가산료가 붙지만 큰 병이 아니라면 시간과 비용을 절약할 수 있고, 소아과 전문의에게 치료받을 수 있습니다.

2014년부터 보건복지부에서 선정, 운영하는 달빛어린이병원이 가벼운 질환에도 응급실로 가야 했던 소아환자의 진료를 담당함으로써 불필요하게 응급실이 북적이는 현상을 줄여가고 있습니다. 현재는 전국에 스물두 곳밖에 되지 않아 없는 지역이 많지만, 시민 만족도가 높은 편이라 보건복지부가 나서서 병의원들에게 달빛어린이병원을 적극적으로 독려하고 있습니다. 현재 운영 중인 달빛어린이병원의 위치와 운영시간은 달빛어린이병

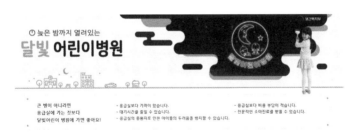

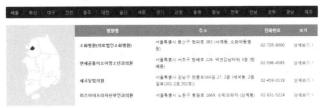

달빛어린이병원 홈페이지

원 홈페이지(www.e-gen.or.kr/moonlight/main.do)와 스마트폰 앱을 통해 확인할 수 있습니다. 야간, 휴일 진료기관은 중앙응급 의료센터(www.e-gen.or.kr)에서 검색하거나 119(구급상황관리센터) 혹은 129(보건복지콜센터)에 전화하여 문의할 수 있습니다.

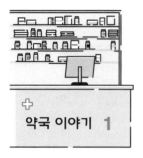

약국 이야기 1

좋은 약사가 되기 위한 노력

"어르신, 계세요? 약사, 약대생들 왔습니다."

매달 둘째, 넷째 일요일이 되면 종로구 창신동 쪽방촌을 찾는 이들이 있습니다. 바로 15년째 종로구 창신동을 찾고 있는 약사와 약대생들입니다. 세 명이 겨우 들어갈 만한 쪽방에 사는 주민들과 근황 및 건강 이야기를 나누고, 필요한 일반의약품을 지원합니다. 주기적으로 쪽방촌을 방문하는 일은 약사들의 모임인 '늘픔약사회'와 약대생들의 모임인 '늘픔'의 주요 활동 중 하나입니다.

15년이 넘도록 쪽방촌을 찾으면서 주민들에게 도움을 주기보다 도리어 배운 점이 많습니다. 이 활동이 아니었다면 '이제 가난한 시절은 지나갔다.'고 말하고, '일하지 않고 능력이 없으니 가난하지.'라고 생각했을지 모릅니다. 주민들의 아프고 가난해진 인생 서사도 직접 들을 수 없었을 것입니다. 지난 쪽방활동 경험으로 빈곤을 개인의 책임으로 여기기보다 사회의 문제로 생각하고 빈곤과 건강의 관계를 이해하는 약사가 될 수 있었습니다. 또한 누군가의 건강을 단편적으로 이해하지 않고, 환자에게 편견과 선입견을 갖지 않는 자세를 배웠습니다.

늘픔약국은 쪽방활동에 사용되는 의약품 전액을 지원하고 있습니다. 약대생 시절 선배들을 좇아가던 늘픔약사회 약사들이 이제는 약국을 운영하며 쪽방촌 주민들에게 의약품을 지원할 수 있게 되었으니 그야말로 감개무량합니다.

늘픔약국 외에도 많은 약사가 연말연시마다 후원금을 지원하고 식료품, 의약품, 보온용품 등을 나누고 있습니다. 보고 배운 바를 바탕으로 건강불평등을 조금이라도 해결하고 싶지만, 힘이 턱없이 부족한 현실입니다. 그래도 약사와 약대생들이 작은 힘을 모아 지역의 아픈 곳에서 멀어지지 않으려 노력하고 있습니다.

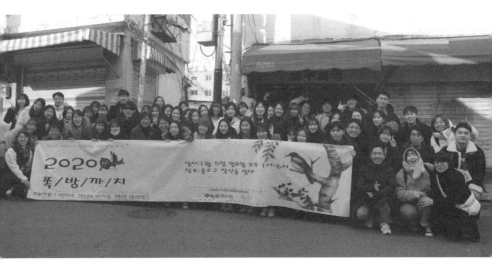

늘픔약사회, 늘픔의 쪽방활동

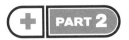

PART 2

건강을 지켜주는 약국

편안한 약국, 안전한 약국, 친절한 약국

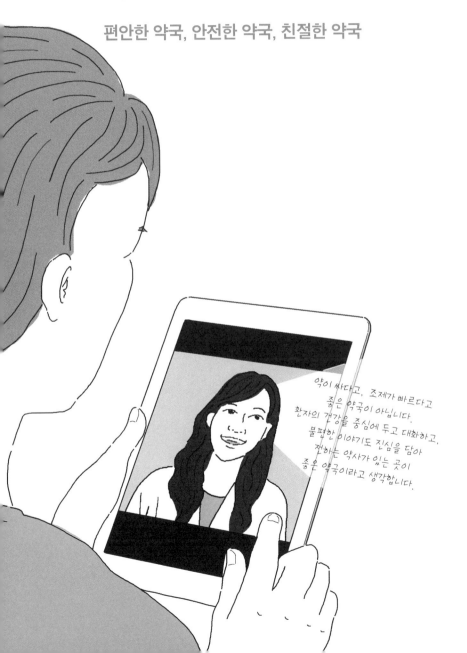

약이 싸다고, 조제가 빠르다고
좋은 약국이 아닙니다.
환자의 건강을 중심에 두고 대화하고,
불편한 이야기도 진심을 담아
전하는 약사가 있는 곳이
좋은 약국이라고 생각합니다.

어떤 약국이
좋은 약국일까?

"내가 환자라면 어떤 약국을 갈까?"라는 질문을 가끔 합니다. 병원은 쉽게 설명해주면서 치료도 잘하고, 과잉진료를 하지 않는 곳을 찾습니다. 그런데 약국은 선택 기준이 아리송합니다. 특히 약국마다 일반의약품 가격이 차이 나기 때문에 가격이 싼 곳이 좋을 것 같기도 하고, 조제를 빠르게 해주는 약사가 있는 곳이 좋을 것 같기도 합니다.

약국이야 '어딜 가든 처방전대로 약만 잘 지어주면 되는 거 아냐?'라고 생각할 수 있습니다. 하지만 좋은 약국에 가면 늘 먹던 약에 대하여 몰랐던 사실을 듣거나, 위험한 약물사고를 피해갈 수 있습니다.

환자와 충분한 대화를 할 수 있는 약국인가?

약국에서 일하다 보면 신기한 경험을 합니다. 친근하게 말하고, 눈을 마주치고 웃으며 대화하다 보면, 환자들이 질문을 많이 합니다. '이렇게 궁금증이 많았을까?' 싶을 정도로 말입니다. 반면에 컨디션이 좋지 않아 해야 할 말만 짧게 하면 환자들도 질문을 거의 하지 않습니다. 누구나 상대방이 친근하고 우호적으로 다가오면 '이런 것을 물어봐도 될까?' 하는 두려움을 깨고 대화하려고 하겠지요.

늘 무언가로 분주하고, 업무로 바빠 보이기보다 충분한 대화를 나눌 수 있는 곳이 좋은 약국이라 생각합니다. 가끔 약국도 동네 가게들처럼 갑자기 바빠지면 환자와 대화를 이어가지 못할 때가 있습니다. 그런 시간이 반복되지 않도록 효율적인 시스템과 충분한 인력을 갖춘다면 더욱 좋겠지요.

환자 중심의 약국인가?

늘 적극적으로 환자에게 자세히 설명하고, 잔소리까지 하는 선배 약사에게 비결을 물어본 적이 있습니다. 선배 약사의 대답은 "환자가 네 부모님, 또는 가족이라고 생각해봐."였습니다.

약사도 다양한 유형이 있습니다. 듣기 좋은 말만 하는 약사, 짧게 필요한 말만 하는 약사, 귀찮고 힘들지만 올바른 방향으로 설득하려는 약사, 자신의 지식이나 권위를 내세우며 말하는 약사, 자신의 이익만 생각하는 느낌을 주는 약사 등 성격 만큼이나 다양합니다.

만약 단골 약국을 선택해야 한다면 '나의 건강을 중심에 두고 대화'하는 약사가 있는 곳일 것입니다. 다소 잔소리가 많고 오지랖 넓은 이야기를 하겠지만, 불편해도 나를 위한 진심이 느껴지는 약사가 일하는 곳 말이죠.

업무처리가 정확하고 잘 관리되는 약국인가?

조제 업무, 의약품 및 위생 관리 등 전반적인 약국 관리 업무는 약사로 일하지 않았다면 보이지 않았을 부분입니다. 하지만 이 부분이 약국의 기본이자 역량을 보여줍니다.

언뜻 보면 약국들이 비슷비슷해보이지만 가만히 들여다보면 보이지 않던 부분들을 누구나 볼 수 있습니다. 가령 약 봉투에 어떤 약인지 자세한 설명이 있다거나 복용 방법이 복잡한 약을 먹기 쉽게 포장해주는 약국이 있습니다. 약포지에 알아보기 편하게 큰 글씨로 표시하거나 스티커를 붙이는 약국도 있습니다. 이런 약국들은 조제 역시 정확하고 위생적입니다. 이렇게 한다고 약국에 금전적인 이득이 생기지 않지만 '안전'하도록 비용을 들여 환자를 위해 노력하는 행동입니다.

약사법상 약사는 면허증이 잘 보이도록 게시하고, 명찰을 착용해야 하는 의무가 있습니다. 이런 사소한 부분까지 신경써야 잘 관리되는 약국입니다. 주민들이 노력하는 약국을 알아보는 안목을 기른다면 지금보다 더 많은 건강 서비스를 받을 수 있습니다.

싼 약값, 빠른 조제, 다른 것도 봐주세요

마지막으로 당부하고 싶은 것이 있습니다. 약이 싸다고 좋은 약국, 조제가 빠르다고 좋은 약국이 아니라는 사실입니다. 많은 환자가 빠른 조제를 선호하지만, 시간에 쫓길수록 정확도는 떨어질 수 있습니다. 그리고 보험 적용이 되지 않는 일반 약들은 주유소 기름값처럼 약국마다 가격이 다른 것이 당연합니다. 충분한 설명 없이 가격만 싼 약국을 선택하는 일이 줄어들었으면 하는 바람입니다. 장기적으로 믿을 만한 약사 한 명을 만나는 일이 더 큰 이익이니까요. 무엇보다 환자가 자신을 믿고 찾아온다는 사실이 약사에게는 더욱 발전하는 동력이 됩니다.

사소하지만 중요한
정보를 스티커로

병원에 갈 정도로 아프지 않다면 보통 약국에서 약을 삽니다. 이런 약들도 처방전을 통해 사는 약처럼 복용할 때 지켜야 할 점들이 있습니다. 처방약은 약봉지마다 먹는 방법이 쓰여 있지만, 처방전 없이 산 약들은 박스에 조그맣게 쓰여 있어 알아보기 어렵습니다. 먹는 약은 물론이고 연고나 안약도 마찬가지입니다. 그래서 스티커를 활용하는 약국이 있습니다.

스티커를 약에 붙여드려요!

약마다 한 번에 먹는 알약 개수가 다르고 횟수도 다릅니다. 그 외에 같이 먹으면 안 되는 약이나 음식이 있을 수 있습니다. 만약 이를 지키지 않을 때는 약효가 떨어지거나 부작용 증상을 겪게 될지도 모릅니다. 약사가 이런 사항들을 설명하지만 한 번 듣고 기억하기 쉽지 않습니다.

늘픔약국은 구매하는 약에 꼭 지켜야 할 사항들을 간단한 스티커로 만들어 붙여줍니다. 가장 많이 쓰는 스티커는 '1일 3회 1알씩'과 같이 약 먹는 개수와 횟수를 적은 것입니다. 한 가지 약만 먹는 사람들은 약을 어떻게 먹어야 하는지 쉽게 기억하겠지

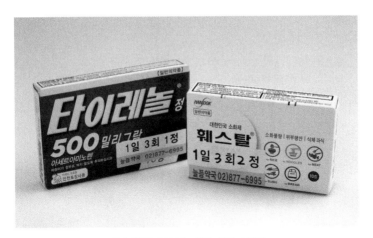

일반의약품에 붙이는 용법, 용량 스티커

만, 여러 약을 먹거나 상비약으로 많은 약을 사서 증상이 있을 때 먹으려고 하는 사람들에게는 이 스티커가 굉장히 유용합니다.

이것만은 주의하세요!

'술 먹기 전후로 복용하지 마세요.' 같이 약마다 꼭 주의해야 할 사항을 적은 스티커도 있습니다. 예를 들어 타이레놀 성분인 아세트아미노펜이 우리 몸에 들어가면 간이 열심히 일하는데, 이때 술까지 먹게 되면 간에 큰 부담을 주어 급성 손상이 일어날 수 있습니다. 그런데 이 성분이 들어 있는 '게보린®'이나 '펜잘®'을 술 마신 후 두통 때문에 구매하는 사람이 많습니다. 이 약들 외에 근육이완제나 종합감기약에도 이 성분이 들어 있습니다.

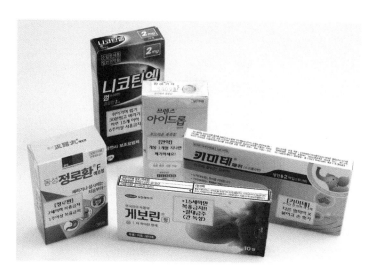

일반의약품에 붙이는 주의사항 스티커

이런 제품들 겉 포장에 주의사항 스티커를 붙여 부작용을 예방하고 있습니다.

안약은 무균제품이라 오래 방치하면 오염될 우려가 있어 제품을 개봉하고 한 달이 지나면 사용해서는 안 됩니다. 의외로 이점을 모르거나 잊고 사용하는 사람들이 있습니다. 그래서 '개봉 1개월 이후 폐기'라고 알려주는 스티커를 붙입니다.

그 밖에도 사용법이 어려운 금연 껌(니코틴)이나 코막힘에 사용하는 스프레이, 인후통에 녹여 먹는 의약품, 붙이는 멀미약 등 일반적으로 알려져 있지 않은 약들의 주의사항도 스티커를 이용해 복약상담합니다. 스티커가 아니라도 주의사항을 메모지나 약

봉투에 적어주면 약물 부작용을 예방할 수 있습니다.

약 봉투에 큰 글씨,
그림, 날짜까지

약사: 집에 당뇨약 얼마나 남았나요?

환자: 아침 약은 하나도 없고, 이상하게 저녁 약이 자꾸 남아요. 잘 챙겨 먹는데도 이상하지….

약사: 그럼 이번부터는 복용할 날짜를 약포지에 프린트해드릴게요!

환자: 그렇게 할 수 있어요? 진작 그렇게 할 걸….

약 챙겨 먹기가 너무 힘들어요

약이 남는다는 환자들을 살펴보면 아침 약은 잘 먹는데, 저녁 약을 깜빡하는 경우가 대부분입니다. 실제 연구 결과도 약 복용을 기억하기 좋은 시간이 아침이라고 합니다. 약을 꾸준히 복용하는 사람들은 알겠지만 매일 정해진 시간에 약을 먹는 일이 말처럼 쉽지 않습니다. 게다가 노인이나 기억력이 떨어지는 환자라면 더욱 어렵습니다.

깜빡하고 약을 챙겨 먹지 못하는 환자들이 있지만 간혹 눈이 잘 보이지 않아 약을 챙겨 먹지 못하는 환자들도 있습니다. 선천적, 후천적으로 시력이 나빠서 아침 약과 저녁 약을 구분하기 힘든 경우입니다. 한편 글을 몰라서 약 먹기가 어려운 환자도 꽤 있습니다. 교육을 받지 못했거나 외국인인 경우입니다. 특히 외국인은 약 복용법을 말로 전달하기 어렵습니다. 글을 모르는 환자들은 직접 자신의 이야기를 하기 쉽지 않기 때문에 여러 번 만난 후에야 눈치를 챌 수 있습니다.

그 밖에도 약사의 설명에 집중하기 어려운 사람들, 한참 후에 먹을 약을 미리 받는 환자들이 있습니다. 또 복용법이 워낙 복잡하고 특이해서 기억하기 어려운 경우도 있습니다. 그래서 약을 제대로 복용하기 어려운 환경에 처한 환자들을 위해 쉽게 약을 복용할 수 있는 방법이 없을까 고민했고, 다음과 같은 방법들을 고안했습니다.

약포지에 날짜, 그림, 큰 글씨!

약포지에 프린트하는 방법입니다. 기존 약포지에 간단하게 표시할 수 있었지만 '이해하기 쉽게', '직관적으로' 인지하도록 프린트했습니다.

첫째, 약포지마다 약 먹는 날짜를 적는 방법입니다. 약포지에 인쇄된 날짜를 확인하며 약을 먹는다면 깜빡하거나 두 번 먹을 염려도 줄어듭니다.

둘째, 약포지가 꽉 차게 큰 글씨를 프린트합니다. 시력이 떨어진 환자들을 위해 고안했습니다. 멀리서 보일 정도로 큼지막합니다. 안 보여서 약을 잘못 먹는 환자들이 한 명이라도 줄었으면 좋겠습니다.

셋째, 글을 모르는 사람들을 위해서 약포지에 그림을 프린트했습니다. 아침 약은 해가 뜨는 모양, 점심 약은 해가 중천에 있

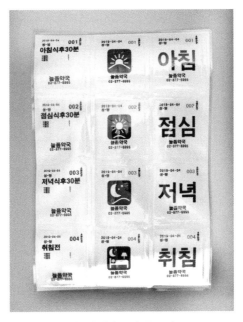

약포지 날짜, 그림, 큰 글씨

는 모양, 저녁 약은 달이 떠 있는 모양, 자기 전 약은 침대 모양을 넣어 글을 모르거나 다른 언어를 사용해도 알아보기 쉽습니다.

꾸준히 먹는 약이 있다면 조제할 때 이런 표시가 가능한지 약국에 알아보기 바랍니다.

눈에 쏙 들어오는 스티커

여러 약을 챙겨 먹어야 할 때는 색깔로 표현한 스티커가 직관적으로 약을 구분할 수 있게 도와줍니다. 어떤 약은 아침, 어떤 약은 아침, 점심, 어떤 약은 아침, 저녁에 먹어야 할 때 색깔만 맞춰서 복용하면 되겠죠. 아침, 점심, 저녁, 취침 전과 어울리는 색

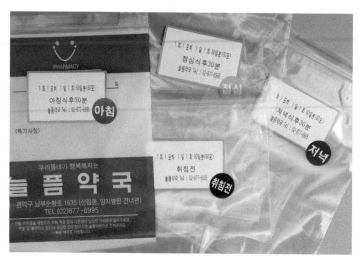

아침, 점심, 저녁, 취침 전 스티커

깔로 혼동을 줄일 수 있습니다.

복용 횟수, 용량을 잊어버리기 쉬운 약들이나 용법이 특이한 약들, 보관방법 등 각별한 주의가 필요한 약들은 중요 내용이 요약된 스티커를 사용합니다. 이런 약에는 아이가 먹는 물약이나 안약, 연고 등이 있습니다.

환자가 약을 복용하는 단계에서도 사고는 일어납니다. 이런 사고를 최소화하기 위해 스티커를 붙이고 있는데, "적혀 있으니 기억하기 참 좋아요.", "같은 약인데 여기 약국 약이 더 잘 들어요."라는 환자들의 이야기를 들을 때마다 이런 작은 노력이 큰 효과를 낸다는 생각이 듭니다.

상세한 복약안내문

복용방법이 복잡하거나 주의사항이 많은 경우 설명하는 시간이 길어 환자가 기억하기 어렵습니다. 그래서 약 봉투에 간단한 복약안내문을 프린트합니다. 혹여 설명에서 빠진 내용은 복약안내문을 참고하도록 안내합니다.

세심한 설명이 필요한 환자들에게는 A4용지에 자세한 복약안내문을 프린트해줍니다. 이때는 글이 길어지기 때문에 중요한 부분을 형광펜이나 색연필 등으로 표시합니다. 이렇게 하면 조금 더 잘 기억할 수 있겠죠?

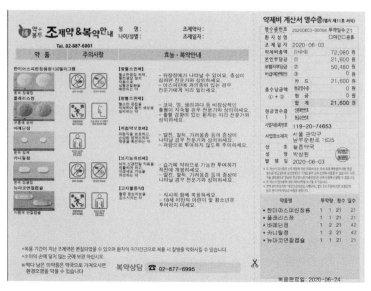

약 봉투 복약안내문

영어로 된 복약안내문도 있습니다. 짧은 영어로 미처 설명하지 못한 부분을 문서로 보충합니다. 영어를 사용하는 환자들은 좋아하지만, 아직까지 다른 언어로 된 복약안내 프로그램이 없어 많이 아쉽습니다.

환자성명 :   조제약사 :   조제일자 : 2020-06-03
처방전발행기관 :   복용완료일 : 2020-08-02

의약품 부작용 발생시 한국의약품안전관리원(1644-6223)에 피해구제를 신청할 수 있습니다.

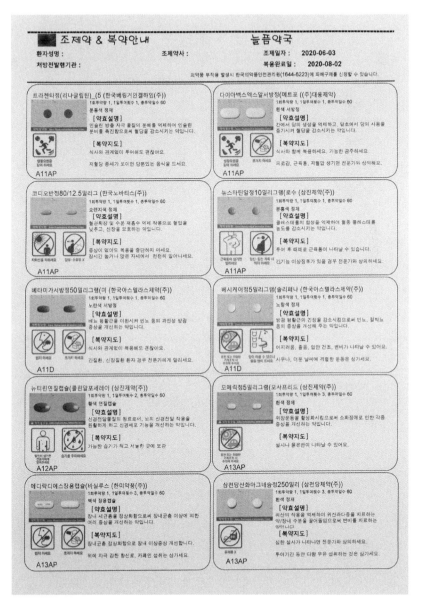

트라젠타정(리나글립틴)_(5 (한국베링거인겔하임(주))
1회투약량 1, 1일투여횟수 1, 총투약일수 60
분홍색 정제
【약효설명】
인슐린 방출 자극 물질의 분해를 억제하여 인슐린 분비를 촉진함으로써 혈당을 감소시키는 약입니다.
【복약지도】
식사와 관계없이 투여해도 괜찮아요.
저혈당 증세가 보이면 당분있는 음식을 드세요.
A11AP

다이아벡스엑스알서방정(메트포 ((주)대웅제약)
1회투약량 1, 1일투여횟수 1, 총투약일수 60
흰색 서방정
【약효설명】
간에서 당의 생성을 억제하고, 말초에서 당의 사용을 증가시켜 혈당을 감소시키는 약입니다.
【복약지도】
식사와 함께 복용하세요. 가능한 금주하세요.
피로감, 근육통, 저혈압 생기면 전문가와 상의해요.
A11AP

코디오반정80/12.5밀리그 (한국노바티스(주))
1회투약량 1, 1일투여횟수 1, 총투약일수 60
오렌지색 정제
【약효설명】
혈관확장 및 수분 재흡수 억제 작용으로 혈압을 낮추고, 신장을 보호하는 약입니다.
【복약지도】
증상이 없어도 복용을 중단하지 마세요.
장시간 눕거나 앉은 자세에서 천천히 일어나세요.
A11AP

뉴스타틴알정10밀리그램(로수 (삼진제약(주))
1회투약량 1, 1일투여횟수 1, 총투약일수 60
분홍색 정제
【약효설명】
콜레스테롤의 합성을 억제하여 혈중 콜레스테롤 농도를 감소시키는 약입니다.
【복약지도】
투여 후 때때로 근육통이 나타날 수 있습니다.
간기능 이상징후가 있을 경우 전문가와 상의하세요.
A11AP

베타미가서방정50밀리그램(미 (한국아스텔라스제약(주))
1회투약량 1, 1일투여횟수 1, 총투약일수 60
노란색 서방정
【약효설명】
배뇨 평활근을 이완시켜 빈뇨 등의 과민성 방광 증상을 개선하는 약입니다.
【복약지도】
식사와 관계없이 복용해도 괜찮아요.
간질환, 신장질환 환자일 경우 전문가에게 알리세요.
A11D

베시케어정5밀리그램(솔리페나 (한국아스텔라스제약(주))
1회투약량 1, 1일투여횟수 1, 총투약일수 60
노랑색 정제
【약효설명】
방광 평활근의 긴장을 감소시킴으로써 빈뇨, 절박뇨 등의 증상을 개선해 주는 약입니다.
【복약지도】
어지러움, 졸음, 입안 건조, 변비가 나타날 수 있어요.
시우나, 더운 날씨에 격렬한 운동은 삼가세요.
A11D

뉴티린연질캡슐(콜린알포세레이 (삼진제약(주))
1회투약량 1, 1일투여횟수 1, 총투약일수 60
황색 연질캡슐
【약효설명】
신경전달물질의 원료로서, 뇌의 신경전달 작용을 원활하게 하고 신경세포 기능을 개선하는 약입니다.
【복약지도】
가능한 습기가 적고 서늘한 곳에 보관
A12AP

모메릭정5밀리그램(모사프리드 (삼진제약(주))
1회투약량 1, 1일투여횟수 3, 총투약일수 60
흰색 정제
【약효설명】
위장운동을 활성화시킴으로써 소화장애로 인한 각종 증상을 개선하는 약입니다.
【복약지도】
설사나 묽은변이 나타날 수 있어요.
A13AP

메디락디에스장용캡슐(바실루스 (한미약품(주))
1회투약량 1, 1일투여횟수 3, 총투약일수 60
백색 장용캡슐
【약효설명】
장내 세균총을 정상화함으로써 장내균총 이상에 의한 여러 증상을 개선하는 약입니다.
【복약지도】
장내균총 정상화함으로 장내 이상증상 개선합니다.
위에 자극 강한 황산화, 카페인 섭취는 삼가세요.
A13AP

삼천당산화마그네슘정250밀리 (삼천당제약(주))
1회투약량 1, 1일투여횟수 3, 총투약일수 60
흰색 정제
【약효설명】
위산의 작용을 억제하여 위산과다증을 치료하는 약/장내 수분을 끌어들임으로써 변비를 치료하는 약입니다.
【복약지도】
심한 설사가 나타나면 전문가와 상의하세요.
투여기간 동안 다량 우유 섭취하는 것은 삼가세요.
A13AP

자세한 설명을 담은 복약안내문

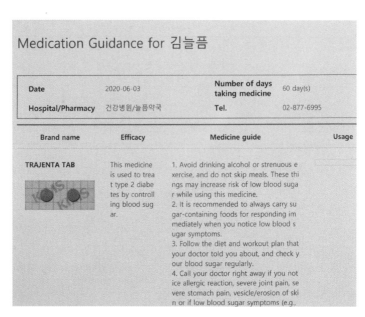

Medication Guidance for 김늘픔

Date	2020-06-03	Number of days taking medicine	60 day(s)
Hospital/Pharmacy	건강병원/늘픔약국	Tel.	02-877-6995

Brand name	Efficacy	Medicine guide	Usage
TRAJENTA TAB	This medicine is used to treat type 2 diabetes by controlling blood sugar.	1. Avoid drinking alcohol or strenuous exercise, and do not skip meals. These things may increase risk of low blood sugar while using this medicine. 2. It is recommended to always carry sugar-containing foods for responding immediately when you notice low blood sugar symptoms. 3. Follow the diet and workout plan that your doctor told you about, and check your blood sugar regularly. 4. Call your doctor right away if you notice allergic reaction, severe joint pain, severe stomach pain, vesicle/erosion of skin or if low blood sugar symptoms (e.g.,	

영어로 작성한 복약안내문

(출처: KIMS 의약정보센터)

환자를 도와주는 약국

여러 방법으로 환자가 약을 챙겨 먹도록 돕는 일 역시 약사의 역할입니다. 환자가 약을 잘 먹어서 효과를 제대로 볼 수 있게 하면 치료기간이 단축되고 비용도 줄어들 수 있겠죠? 그리고 약으로 인한 사고와 그로 인해 추가되는 치료 비용 역시 줄일 수 있습니다. 약사들의 작은 노력이지만 이런 것이 하나둘 모이면 국민 건강에 기여할 수 있다고 생각합니다.

어려우면 따라 하세요. 동영상을 보내드려요!

약사: 천식 때문에 흡입기를 처방받으셨네요? 흡입기를 사용해보셨나요?

환자: 처음이에요. 병원에서 설명을 들었지만 너무 어렵네요.

약사: 그럼 저랑 다시 한번 해보시고, 가실 때 핸드폰으로 동영상을 보내드릴게요!

천식에 사용하는 흡입기를 보셨나요?

약국에는 먹는 약 말고 흡입하는 약, 붙이는 패치, 환자가 직접 사용하는 주사제, 혈당측정기 등 사용이 까다로운 약이 많습니다. 시간에 맞춰 물과 함께 삼키는 약과 다르게 기구를 이용하기 때문에 대부분의 환자가 생소해합니다. 그래서 잘못 사용하는 예가 많습니다.

환자들이 사용하기 어려워하는 기구로는 호흡기질환 '흡입기'가 대표적입니다. 제약회사마다 기구 사용법이 달라 몇 가지 흡입기를 동시에 처방받은 환자들은 사용하는데 어려움을 느낍니다. 또한 흡입기를 잘 쓰고 있는데 증상이 개선되지 않는다고 말하는 환자들이 있습니다. 이런 환자들에게 막상 흡입기 사용법

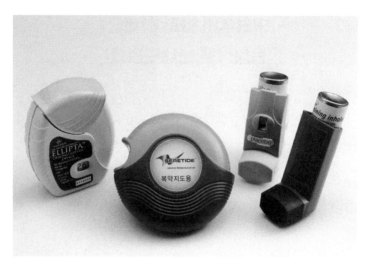

흡입기

을 자세히 물어보면 잘못 사용한 경우가 대부분입니다.

가장 흔한 예가 빨아들여야 하는 약인데 계속 불어서 사용하고, 기구를 뒤집어서 쓰거나 흔들어 사용하면 안 되는 기구를 흔든 후에 사용하는 경우입니다. 기구에 캡슐을 넣어서 깨뜨려 그 안의 가루를 흡입해야 하는 약인데, 캡슐을 그냥 물로 삼키거나 약이 들어가는 느낌이 없어 여러 번 사용했다는 환자들이 있습니다. 그렇게 되면 약물이 과도하게 적용되어 부작용 가능성도 커집니다.

흡입기 외에 인슐린처럼 주사제도 환자가 사용하는 방법을 어려워합니다. 이들 약은 잘못 사용하면 저혈당 증상을 일으켜 쓰러질 수 있고, 혈당 조절이 되지 않아 합병증을 불러올 수 있습니다. 혈당측정기 역시 약국에서 잘 작동되었는데 집에서 계속 에러 표시가 나온다는 환자가 많습니다.

동영상을 보내드립니다!

이런 일들이 흔하다 보니 흡입기의 경우 환자와 함께 제약회사에서 제공하는 설명서를 보면서 차근차근 알려줍니다. 또 약국에 비치된 샘플 기구로 사용하는 방법을 보여주거나 직접 사용하게 하여 익힐 수 있도록 돕습니다.

그럼에도 많은 환자가 어려워하는 것을 보고 고민 끝에 동영상을 보내주고 있습니다. 요즘은 나이 많은 환자들도 스마트폰을 쉽게 사용하는 편이라 동영상을 활용한 복약상담이 수월해졌습니다. 동영상을 활용하기 위해서는 미리 설명이 담긴 다양한 영상을 살펴보고, 그 중에 설명이 쉬운 것들을 선별해 준비합니다. 그리고 환자에게 핸드폰으로 동영상 주소를 링크해 전달하면 고마워합니다.

어떤 환자는 복약상담할 때 질문을 많이 하면 약사의 시간을 빼앗는 것 같아 미안해하거나 시간에 쫓겨 마음을 졸이느라 설명을 제대로 듣지 못합니다. 그런데 무엇보다 중요한 사실은 환자가 약을 바르게 사용하는 방법을 정확히 알아야 치료 효과를 본다는 점입니다. 이는 비단 환자만 아니라 약사에게도 중요한 부분입니다. 혹시 설명을 듣고 사용하기 어려운 약이 있다면 약사에게 사용법이 담긴 동영상을 추천해달라고 하면 어떨까요? 약사가 준비한 동영상이 없어도 환자보다 어떤 자료가 치료에 도움이 되는지 더 잘 찾을 수 있으니까요.

약국에는 '위험'이 살고 있어요!

김 약사: 약사님, 100mg 처방이 나왔는데 200mg으로 조제하셨어요! 다시 조제해 주세요.

최 약사: 아, 다시 하겠습니다.

김 약사: 이 약은 용량이 다양해서 100mg과 200mg을 헷갈리기 쉬우니, 다른 색깔로 라벨링해두고 '용량 주의'라고 써둘게요!

최 약사 : 네, 그렇게 하면 실수가 줄겠네요!

'약이 원인이 되어 환자가 피해를 보는 사고'를 '약화사고'라고 합니다. 환자나 약사에게 몹시 두려운 일이죠. 약화사고는 '의사의 진료 및 약 선택', '약사의 조제 및 투약 과정'에서 문제가 생겨 발생할 수 있습니다. 또한 '약 자체가 문제(예측 불가능한 알레르기 반응 등)'가 되거나 '환자의 잘못된 약 복용' 등 다양한 단계에서 일어납니다. 의외로 이러한 약화사고는 미국에서 사망 원인 6위에 해당할 만큼 생각보다 흔하게 발생합니다.

누구나 실수한다!

치료할 때나 의약품을 사용할 때 결코 오류를 범해서는 안 됩니다. 하지만 의료 현장에서 잘 알려진 말이 있습니다. "To Err Is Human", 인간은 누구나 실수할 수 있다는 뜻입니다. 사람은 누구나 실수할 수 있으므로 사람만 탓하기보다 '오류를 예측하고 예방하는 시스템'이 필요하다는 말입니다.

사고와 관련하여 '스위스 치즈 모델'이라는 유명한 이론이 있습니다. 구멍이 불규칙하게 송송 뚫린 치즈를 겹겹이 쌓으면 구멍을 관통하기 어렵겠죠? 그런데 사고는 치즈 구멍과 같은 다양한 위험 요인이 우연히 동시에 겹쳐질 때 일어난다는 이론입니다. 물론 치즈에 구멍이 없다면 이상적이겠지만, 현실에서는 치즈를 여러 번 겹치거나 치즈 구멍을 줄이는 노력으로 사고를 예방할 수밖에 없습니다.

사례를 수집하여 개선합니다

가장 중요한 예방 활동은 사고가 날 뻔한 사례(근접오류)를 수집하고 분석하는 일입니다. 이런 근접오류는 약국에서 하루에도 몇 번씩 나타납니다. 10mg을 조제해야 하는데, 20mg을 조제해 약사가 뒤늦게 발견하여 회수한 경우, 이름이 비슷한 다른 약으로 잘못 나갔다가 환자가 반환한 경우 등 사고로 이어질 수 있었던 상황들이 오히려 사고 예방에 큰 힌트가 됩니다.

이런 근접오류를 수집하여 주기적으로 회의하고, 사고 날 뻔

번호	작성자	환자명 (생년월일)	조제일	발견일	문제 유형	문제 원인	분석	내용	사후 조치	비고
					2020년 약화사고 기록지 (이상반응, 의약품사용과오, 근접오류)					
1	정용	홍○○ (121212)	2020- 01-02	2020- 01-02	NM (근접오류)	조제 단계: 조제자 부주의	행동기반	시네츄라 → 레보투스	투약 중 수정	완료
2	최진혜	김○○ (000122)	2020- 03-21	2020- 03-21	ME (의약품 사용 과오)	처방 단계: 약물 선택 오류	규칙기반	페니실린 알레르기	투약 중 수정	
3	최진혜	이○○ (120528)	2020- 03-25	2020- 03-26	NM (근접오류)	조제 단계: ATC입력 오류	행동기반	0.75T인데 0.5T로 입력	투약 중 수정	
4	홍경희	박○○ (621123)	2020- 04-05	2020- 04-05	AE (이상반응)	복용 단계: 인지/ 기억 부족	메모리기반	1일 1회인데 3회 복용하여 설사	재진료	
5										

사례 수집 예시

한 약은 자리를 바꾸거나 크게 표시합니다. 실수가 반복되는 약은 직원을 재교육하고, 일정 기간 게시합니다.

실제로 한 번의 대형사고가 일어나기 전에 29번의 작은 사고, 300번의 사소한 징후가 나타난다고 합니다. 이러한 대형사고를 막기 위해서는 사소한 실수도 그냥 넘기지 않고 시스템을 개선하여 반영하는 일이 가장 중요합니다.

약화사고가 났을 때

이렇게 조심하고 있지만 예기치 못한 사고가 났을 때 가장 우선해야 할 것은 '사실 관계 파악'과 '환자 건강'입니다. 사고의 잘잘못을 따지거나 성급하게 보상을 논하기보다 '어떤 사고'가 '어떤 경위'로 일어났고, 그것이 환자에게 미칠 수 있는 '영향'은 무엇이며, 현재 환자의 상태가 정확히 어떤지에 대한 사실 파악이 우선되어야 합니다. 동시에 환자 상태를 호전시키는 일부터 시작해야 합니다. 그런 후에 사고에 대한 보상, 법적 책임 등의 문제를 논의해도 늦지 않습니다.

이렇듯 약국은 상시적으로 체계적인 약화사고 예방 시스템을 갖추도록 노력하고 있습니다. 그런데 일주일에 한 번 먹는 약을 하루에 한 번 먹는 것과 같은 약화사고가 환자의 복용 단계에서 벌어질 수 있습니다. 환자 역시 약사와 복약상담을 할 때 더욱 세심하게 들어 약물을 안전하게 사용하는 습관을 만들었으면 좋겠습니다.

왜 부작용 있는
약을 준 거죠?

환자: 약사님! 제가 이 약 때문에 밤새 토하고 어지러워서 얼마나 힘들었는지 아세요? 병원도 그렇고 약국도 이런 위험한 약을 주시면 어떻게 해요!

약사: 약 부작용 때문에 많이 고생하신 거 같네요. 이 약은 심한 통증을 가라앉히는 효과가 좋지만, 간혹 부작용으로 어지럽거나 울렁임이 나타날 수 있어요. 어제 이 부분도 설명해드렸습니다.

환자: 그게 나한테 무슨 의미가 있어요. 처음부터 부작용 없는 약을 주는 게 맞지!

모든 약물은 부작용이 있습니다

엄밀히 말해 부작용은 약물을 투여한 후에 나타난 모든 의도치 않은 반응들입니다. 부작용이란 말을 들으면 부정적인 이미지만 떠오르지만 부작용 중에는 이로운 반응도 있습니다. 이를 테면 혈압약으로 개발된 약이 털을 자라게 하는 부작용이 나타나 탈모치료제로 쓰이는 약이 대표적이죠. 이 경우는 긍정적인 부작용을 활용한 예입니다.

우리가 흔히 말하는 유해한 부작용은 '약물이상반응'이라는 용어가 적확합니다. 약물이상반응은 약물 자체에 아무 문제가 없더라도, 올바른 용량과 복용법을 지키더라도 나타날 수 있습니다. 잘못하지 않았는데 피해가 있을 수 있다니 다소 억울한 생각이 듭니다. 하지만 허가받은 의약품은 부작용 위험보다 복용했을 때 이득이 큰 제품입니다.

왜 미리 부작용을 알려주지 않죠?

의약품 설명서만 살펴봐도 약 먹기 무서울 정도로 많은 부작용이 쓰여 있습니다. 그렇다면 의사나 약사는 왜 모든 부작용을 미리 알려주지 않는 걸까요? 사실 일부러 숨긴다기보다 부작용을 지나치게 강조하다 보면 효과적인 치료를 방해하는 요인이 될 수 있어 조심스러워하는 것입니다.

그렇지만 빈도가 높거나 드물더라도 반드시 알아야 하는 부작용은 설명할 수밖에 없습니다. '졸음이 올 수 있으니 운전에 주의해야 한다.', '어지럽거나 울렁거림이 있을 수 있다.'는 부작용이 그러한 예입니다.

동시에 미처 알리지 못한 부작용이 나타났을 경우를 대비해 환자가 재방문할 때 부작용 여부를 모니터링합니다. 혹시 약을 다 먹고 약국에 다시 갔을 때 "약 드시고 불편했던 점은 없었나요?"라는 질문을 받아본 경험이 있나요? 이런 질문은 약물 부작용을 모니터링하는 과정입니다.

가끔 개인의 체질에 따른 부작용이라 전혀 예측할 수 없는 경우도 있는데, 약물 알레르기가 대표적입니다. 알레르기는 두드러기, 발진, 심하면 호흡곤란까지 나타납니다. 이럴 때 약사는 알레르기가 정말 약물 부작용인지, 약물 외에 다른 원인(음식, 환경 등)은 없는지 평가합니다. 재발을 막기 위해서죠. 마치 탐정처럼 함께 먹은 약은 없는지, 술을 마셨는지, 어떤 음식을 먹었는지, 약을 먹고 얼마 만에 증상이 나타났는지 같은 사항을 조사합니다. 조사한 다음 약물이 원인이라고 최종 평가가 내려지면 재발을 막을 수 있기 때문에 이런 평가 과정은 중요한 약사의 역할입니다.

약물 부작용, 재발 방지가 더 중요

특정 약물의 부작용을 경험했다면 이를 병원과 약국에 알리는 것이 중요합니다. 병원이나 약국끼리 부작용 정보가 공유되

대한약사회
지역의약품안전센터

약물 부작용 예방카드

약 국 : _____

전화번호 : _____

성 함 :   생년월일 :

약품명 (성분명)	이 상 사 례

약물 부작용 예방카드

지 않기 때문에 어떤 병원, 어떤 약국에 가더라도 늘 이야기해야 합니다. 그래서 늘픔약국에서는 약물 부작용을 경험한 사람들에게 '약물 부작용 예방카드'를 나누어주고 있습니다. 외우기 어렵다면 보여줄 수 있어야 합니다. 긴급한 사고가 생겼을 때 지갑에 부작용 카드를 소지하고 있으면 약물로 인한 2차 사고를 막을 수 있습니다. 약물 부작용을 겪었다면 '약물 부작용 카드'에 해당 성분과 부작용 증상을 꼭 써서 가지고 다닐 것을 추천합니다.

부작용 보고, 우리 사회의 안전을 위한 일!

약물 부작용을 겪었다면 꼭 병의원, 약국에 알려야 합니다. 그러면 약사는 환자 메모에 부작용 이력을 남기고 대한약사회 지역의약품안전센터에 '부작용 보고'를 합니다. 입원 이상의 중대한 부작용을 제외한 보고는 의무가 아니지만, 전국 약국과 병의원이 자발적으로 해오고 있는 중요한 사회적 역할입니다.

전국에서 모인 데이터는 '이 약물이 정말 안전한가?'를 끊임없이 평가하는 데 유용하게 쓰입니다. 이를테면 어린이용 귀에 붙이는 멀미약에 대한 부작용 사례가 지속적으로 접수되면서 지금은 처방전이 있어야 살 수 있는 약으로 변경되었습니다. 이렇듯 환자도, 전문가도 부작용을 지나치거나 숨기지 않고 적극적으로 상담하고 보고해야 우리 사회가 더 안전해집니다.

약도 불량품이 있어요

무심코 30정인 약 포장을 뜯어서 조제하는데 이상하게 31알이 들어 있습니다. 마치 라면에 다시마가 하나 더 들어 있을 때처럼 좋아할 수 있지만 이것은 불량 의약품입니다. 의약품은 무엇보다 '정확'해야 합니다. 10여 년간 약사생활을 하면서 이런 일을 여러 번 겪었으니 의약품이 생각만큼 완전무결하지 않은 셈입니다.

의약품은 질병 치료와 예방에 쓰이는 물질이므로 품질 관리QC가 중요합니다. 그래서 식품의 HACCP(안전관리인증기준)처럼 의약품도 GMP(우수의약품제조및품질관리기준)가 있습니다. 의약품은 만드는 원료부터 완제품으로 출하되기까지 모든 과정이 관리, 점검, 기록되어 이 기준을 만족하지 않으면 판매될 수 없습니다. 그렇지만 오류를 0%로 하기가 어렵기 때문에 품질 불량 의약품이 발생하게 됩니다.

대한약사회의 부정-불량 의약품 신고제도

실제로 이런 품질 불량 의약품을 발견하는 곳은 지역의 약국과 병원들입니다. 그래서 의약품 품질 관리는 제약회사만이 아니라 약국의 역할이 중요하죠. 이런 까닭에 오래 전부터 약국에서는 대한약사회를 통해 '부정-불량 의약품 신고' 활동을 해오고 있습니다.

품질 불량 의약품의 내용과 사진을 신고하면 대한약사회가 데이터를 취합해 제약회사에 알립니다. 제약회사는 '왜 이런 문제가 발생했는지' 제조 공정을 분석하여 원인과 대책을 답하게 되어 있죠. 그렇게 불량 원인을 해결하고, 제품은 회수됩니다.

그 정도가 심하다면 의약품 제조번호를 확인하여 전국적으로 해당 제품을 회수합니다. 이렇게 의약품 품질은 긴 단계에서 여러 전문가의 노력을 통해 관리되고 있습니다.

품질 불량 의약품 사례

약 포장을 개봉했는데 깨진 알약을 발견하여 신고했습니다. 어떤 알약은 아예 부서진 채로 코팅되어 있는 것을 볼 수 있었습니다. 배송 과정에서 깨진 것이 아니라 손상된 채로 색깔이 입혀

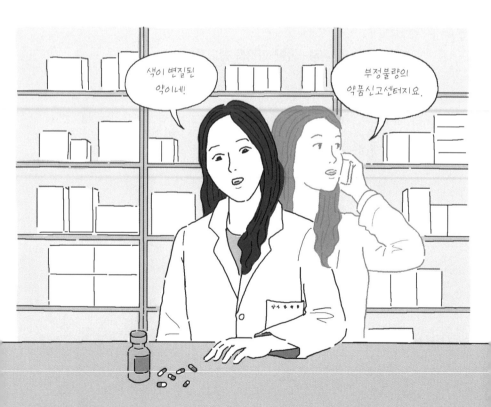

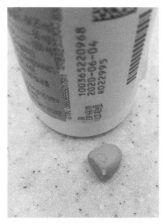

부서진 채로 코팅된 일반 의약품　　　　사용기한을 오해하게 표기한 의약품

진 것이죠. 약도 과자처럼 부서질 수 있다고 생각할 수 있지만 그리 간단한 문제가 아닙니다. 약국에 약이 배송되어 왔을 때나 환자가 떨어뜨렸을 때 약이 깨지면 흡수에 영향을 줄 수 있기 때문에 제조 과정에서 '경도'를 측정, 관리합니다. 특히 일부 약의 경우 일부러 약물이 '서서히 방출되는' 형태로 제조한 특수 제형이 있습니다. 약물이 우리 몸속에서 서서히 녹게 만들어 하루에 한 번만 먹어도 효과가 하루종일 유지되도록 한 것입니다. 특히 이런 약은 손상되면 안 되겠죠.

　어떤 환자가 사용기한이 한참 지난 2005년 약을 줬다며 가져온 적이 있었습니다. 그 환자가 가져온 안약 용기는 '200531'이라고 사용기한이 표시되어 있었습니다. 이것이 2020년 5월 31일이라는 의미였지만, 충분히 오해할 수 있는 표기였습니다. 이러한 사례도 큰 범주에서 개선이 필요한 불량 의약품입니다. 그래서 사용기한 표시를 누가 봐도 명확히 알 수 있도록 변경해 달라고 제약회사에 요청했습니다. 해당 제약회사는 "해당 요청의 필요성에 공감하여 본사에서 표기 개선을 위한 과정을 진행하기로 했다. 우선적으로 자사 홈페이지에 해당 표기 안내 팝업을 조치했다."고 답변한 바 있습니다.

불량 의약품 신고와 관리, 약사의 사회적 역할!

약국 입장에서 불량 의약품을 발견해도 제약회사에 해당 의약품을 교환만 받으면 됩니다. 그런데 굳이 이러한 역할을 자처하는 약국이 늘픔약국을 비롯해 많이 있습니다. '약사가 공익적인 역할을 해야 한다.'는 직업 의식에서 오는 사명감 때문입니다. 약국에서 약사들이 하는 일 중에는 경영과 직접적인 관련이 없지만, 사회적 책임을 갖고 자발적으로 참여하는 일이 많습니다.

환자들도 '약이 불량이라고?' 생각하며 당황하거나 불신하기보다 불량 의약품을 발견하는 즉시 약국을 통해 교환, 보고가 이루어질 수 있도록 동참하면 좋겠습니다. 이러한 데이터가 쌓여 우리나라 의약품의 품질 향상에 도움이 되기 때문입니다.

남아 있는 약,
먹어도 될까요?

늘픔약국은 서울시, 건강보험공단 등에서 진행하는 가정방문 사업에 참여하고 있습니다. 약사의 손길이 필요한 집에는 대부분 여러 가지 만성질환으로 다양한 약을 복용하는 고령 환자들이 살고 있습니다. 집 안 곳곳에 약들이 흩어져 있고, 예전에 처방받아 남은 약과 최근에 새로 받은 약이 뒤섞여 있습니다. 약이 많이 쌓여 있는 이유를 물어보면 대부분 '먹어도 되는지 몰라서 그냥 뒀는데, 먹어도 되나요?'라고 다시 묻습니다. 그렇다면 약은 언제까지 보관할 수 있을까요? 시간이 지나서 다시 사용해도 문제가 없을까요?

의약품 '사용기한'

식품에 유통기한이 있듯이 의약품에는 사용기한이 있습니다. 의약품 국제 규제 협의기구인 '국제의약품규제조화위원회ICH'에서는 약의 사용기한을 "의약품의 용기·포장에 표시된 날짜로서 해당 제품이 허가된 저장방법에 따라 보관됐을 때 허가된 품질이 유지될 것으로 예상되는 기한"이라고 정의합니다. 쉽게 말해 사용기한은 '약효 보증 기한'인 셈입니다.

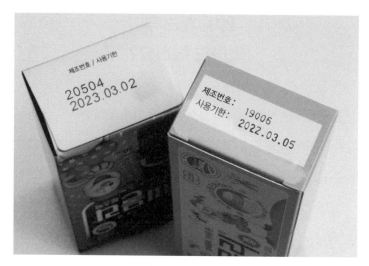

의약품 사용기한 표시

식품의약품안전처에서 약이 얼마나 안정하게 유지되는지 확인하기 위해 미리 정해둔 시험들이 있습니다. 이 시험 결과를 기준으로 효과를 나타내는 성분의 함량이 95~105%로 유지되는 기간을 사용기한으로 정합니다. 일반적으로 제조 후 약 2~3년 정도 되지만 의약품마다 차이가 있습니다.

사용기한은 개봉 후 달라진다

의약품 포장에 의무적으로 표시하는 사용기한은 개봉하기 전 상태일 때 의미가 있습니다. 이미 개봉하여 사용한 의약품은 알약인지 물약인지 등에 따라 사용기한이 달라집니다.

한국병원약사회에서 발표한 '의료기관 내 개봉의약품 관리 지침'에 따르면 먹는 약의 경우 비닐 포장되거나 통에 나눠 담은 알약은 1년, 개봉된 안약 또는 나눠 담은 시럽은 1개월, 개봉된 연고제는 6개월, 가루약은 조제한 날부터 6개월을 사용 가능 기간으로 제시하였습니다. 그런데 집집마다 온도, 습도, 햇빛 노출 등이 다를 테니 이러한 사용 가능 기간은 '대략적 기준'으로 이해할 수밖에 없습니다.

사용 가능 기간이라도 품질이 변하면 사용 금지

사용 가능 기간이 지나지 않았더라도 제품의 색, 모양, 냄새, 맛 등이 변했다면 사용하지 말아야 합니다. 알약의 경우 부서지거나 금이 갔을 때, 코팅이 녹아 얼룩이 생겼을 때는 공기 중 수분이나 온도에 의해 변질되었을 가능성이 큽니다. 시럽제도 가스가 생겨 부풀거나 색이 변하고 결정이 생겼을 때는 사용하지 말아야 합니다. 눈에 보이지 않는 바이러스, 곰팡이 등에 오염되었을 수 있기 때문입니다. 이때는 효과가 없는 것을 넘어 설사, 복통 등의 부작용을 일으킬 수 있습니다.

안전하게 약을 보관하려면

의약품을 사용 가능 기간 내에 안전하게 사용하기 위해서는 보

원 약품 용기에 표기된 유효기간	28일	1개월	6개월	1년

− 병 포장
− 블리스터 포장
− PTP 포장
− 흡입제
	− 인슐린	− 소분 시럽(보존제 함유)
		− 멸균 안약 및 안연고
		  (보존제 함유)
		− 점이/점비제
		− 가글제
			− 시럽 원래병(보존제 함유)
			− 가루액(분쇄·소분 조제한
			  날로부터 6개월)
			− 연고/크림
				− 비닐 포장(지퍼백,
				  ATC포장)

의료기관 내 의약품 개봉 후 사용 가능 기간

(출처: 한국병원약사회 의료기관 내 개봉 의약품 관리 지침)

관에 신경을 써야 합니다. '실온보관' 약은 25도 이하에서, '냉장보관' 약은 2~8도에서 보관해야 합니다. 특히 더운 여름철 사람이 없는 집 안, 또는 자동차 실내 온도가 30도를 넘을 수 있으니 주의해야 합니다.

의약품은 빛과 습기에 약하므로 직사광선을 피하고 습도가 높지 않은 곳에 보관 해야 합니다. 싱크대 쪽, 햇빛이 바로 비치는 탁자 위 등을 피하는 것이 좋겠죠. 그리고 개봉하지 않은 약은 사용기한을 확인 할 수 있도록 포장을 함께 보관하는 습관이 중요합니다. 개봉한 약은 개봉한 날짜를 포장에 적어놓으면 좋습니다.

중고 장터에
약을 판다고요?

약국에 있다 보면 '인터넷 중고 장터에서 산 약을 먹어도 되나요?'라는 질문을 자주 듣습니다. 깜짝 놀랄 말입니다. 약의 성질을 이해하는 약사로서 여러 가지 걱정이 앞섭니다.

보관의 중요성

중고로 구매한 약은 먹던 것일 가능성이 큽니다. 즉 포장이 뜯어진 상태라는 뜻입니다. 포장이 뜯어진 약들은 사용기한이 짧아집니다. 또한 약의 보관 상태 역시 중요합니다. 보관이 잘되지 않았다면 사용기한이 더 짧아질 수 있고(예측 불가능), 아예 약효가 유효하지 않은 상태일 수 있습니다. 뜯지 않은 약이라도 보관 상태가 미흡하면 마찬가지입니다. 그런 부분까지 감안해서 저렴하게 구매한다고 할 수 있지만 의약품에 적용하기에는 너무 위험합니다.

가짜 의약품, 사회적인 문제

중고 장터에서 파는 의약품은 가짜일 가능성이 있습니다. 특히 발기부전치료제와 같이 가격이 비싸면서 음성적으로 거래되는 약들은 불법적으로 제조된 가짜 의약품일 가능성이 큽니다. 중국에서 불법 제조한 발기부전약을 판매하다가 적발된 사례를 보면, 모양만 비슷하지 전혀 다른 성분이거나 사고를 일으킬 정도로 과도한 용량이 함유된 약이 있었습니다. 이런 경우는 생명까지 위협할 수 있습니다. 그러나 구매 당시에는 미처 거기까지 고려하지 못했겠지요.

약사법 위반

가끔 일부 영양제가 온라인으로 판매되는 것을 목격합니다. 해당 약이 분류상 건강기능식품이나 일반식품이라면 법적인 문제가 없지만, 의약품에 속하는 전문의약품 혹은 일반의약품이라면 거래 행위 자체가 약사법 위반입니다.

약사법은 약사가 아니면 의약품을 판매하거나 판매할 목적으로 취득할 수 없게 하고 있습니다. 심지어 전문의약품이나 일반의약품이라면 약사라고 하더라도 약국 안에서만 판매할 수 있습니다. 그러니 인터넷 판매는 불법입니다.

이렇게 불법적으로 의약품을 판매하다가 적발되면 5년 이하의 징역 또는 5000만 원 이하의 벌금형에 처해집니다. 수면제, 식욕억제제, 신경안정제, 공부 잘하는 약으로 불리는 ADHD 치료제 등 마약류에 속하는 의약품을 판매한다면 마약류 관리에 관한 법률 위반으로 더 큰 처벌을 받습니다. 또한 해외상품을 거래하는 경우에도 포함하는 성분이 의약품으로 분류된다면 이 또한 약사법 위반입니다. (48페이지 '그냥 살 수 있는 약 vs 처방전이 필요한 약' 참고)

의약품 거래는 소탐대실

의약품을 싸게 구하기보다 정상적인 절차로 제대로 구하는 것이 궁극적으로 건강을 위해 더 좋은 선택입니다. 정식 허가를 받고 출시된 건강기능식품이나 의약품은 문제가 생겨도 책임 및 보상절차가 확실히 마련되어 있습니다. 그러나 비정상적인 경로로 구매한 의약품은 부작용이나 사고가 나도 책임 소재가 불분명하기 때문에 제대로 보상받기 어렵습니다.

건강에 영향을 주는 의약품인 만큼 경각심 없이 '별 일 아니겠지' 하는 생각에 약사법을 위반하여 처벌받게 되는 일이 없었으면 합니다. 의약품을 싸게 사겠다거나 남은 의약품을 판매하겠다는 생각은 단기적 이익을 위해 장기적 손실을 불러 오는 잘못된 선택입니다.

건강기능식품,
약국에서 사면 뭐가 다른가요?

할머니: 약사님, 친구가 호주 다녀왔다고 선물한 영양제인데 당최 뭐라고 쓰어 있는지 모르겠네요. 설명 좀 해줘요.

약사: 네. 한 번 봐드릴게요. 이건 면역력에 도움을 주는 프로폴리스고요. 하루에 한 번 1알 드시면 돼요.

할머니: 그럼 나도 먹어도 되나요?

약사: 면역력이 약하신 분들께는 도움이 될 거에요. 참, 그런데 혹시 꽃가루나 꿀에 알레르기가 있는 건 아니시죠?

할머니: 아, 그런 사람은 먹으면 안 돼요? 이걸 어쩌나, 내가 심한 꽃가루 알레르기가 있는데….

건강기능식품, 어디에서 구매하나요?

요즘은 백화점, 마트, 홈쇼핑, 인터넷에서 건강기능식품 광고를 자주 접합니다. 광고를 보고 있으면 모두 내 이야기 같고, 왠지 그 건강기능식품만 먹으면 금세 건강해질 것 같습니다.

약사 입장에서 벗어나 '건강기능식품을 살 때 어디가 가장 좋을까?' 하고 객관적인 입장에서 고민한 적이 있습니다. 이를테면 백화점은 제품에 믿음이 가고, 환불이나 보상이 쉬운 장점이 있습니다. 홈쇼핑은 유명 제품을 싼 값에 많이 살 수 있다는 장점이 있습니다. 각각의 장단점이 있겠지만, 건강기능식품은 약사와 상담하고 사는 것이 안전과 효과 측면에서 가장 좋은 선택이라고 생각합니다.

내가 먹어도 되는 건강기능식품일까?

약사와의 상담을 추천하는 첫 번째 이유는 '내가 먹어도 되는 건강기능식품인지' 알 수 있기 때문입니다. 한번은 50대 여성이 눈이 떨리고 다리가 저리는 증상으로 마그네슘이 들어간 혈액순환제를 구매하려고 약국에 왔습니다. 상담 중에 "심장약이나 다른 약, 영양제 드시는 건 없나요?"라고 물었습니다. 그 손님은 '와파린'을 복용하고 있다고 대답했습니다. 깜짝 놀랐지만, 차분한 말투로 혈액순환제는 와파린 때문에 복용할 수 없으니 사지 말라고 말씀드렸습니다. 그리고 한 번 더 강조했습니다.

> "와파린을 드시는 분은 약이나 건강기능식품을 살 때, 어딜 가든, 누가 물어보지 않아도, 무조건, 와파린을 복용하고 있다고 말씀하셔야 합니다."

와파린은 혈액 응고를 막는 심장질환 약으로 다른 약물, 건강기능식품은 물론 식품에도 영향을 받아 혈액 속의 농도가 변하는 약물입니다. 와파린의 농도에 따라 혈액 응고 정도가 달라지는데, 조금만 범위에서 벗어나도 혈액이 굳거나 출혈의 위험이 커집니다. 특히 혈액순환제라면 출혈 부작용 위험이 커집니다.

와파린 외에도 아스피린과 같은 항혈전제를 복용하는 사람들은 건강기능식품을 선택할 때 주의가 필요합니다. 또한 은행잎, 나토키나아제 등 수술이나 발치, 대장내시경 전에 복용을 중단해야 하는 건강기능식품도 많습니다.

건강기능식품은 주의사항이 굉장히 많습니다. 이를테면 통풍이 있는 사람들은 맥주효모나 핵산이 들어간 건강기능식품을 복용하지 않는 것이 좋습니다. 여러 종류의 보충제를 동시에 먹었을 때 동일한 성분을 중복 복용하게 되어 간수치가 높아지는 부작용이 있을 수 있습니다. 앞의 에피소드와 같이 꽃가루 알레르기가 있는 사람들은 화분 추출물이나 프로폴리스를 복용할 때 알레르기가 생길 수 있습니다. 이러한 예들이 너무 많아서 약국에서는 건강기능식품을 구매하는 사람들에게 해당 성분에 맞게 필요한 질문을 하고 주의사항을 알려주고 있습니다. 반면 백화점이나 홈쇼핑, 인터넷에서 건강기능식품을 사는 것이 편리하지만 그만큼 안전에 있어서 취약할 수 있습니다.

꼭 필요한 건강기능식품일까?

약사와의 상담을 추천하는 이유 두 번째는 약국에서는 '나에게 이 건강기능식품이 꼭 필요한지', '필요하다면 얼마나 복용해야 하는지' 정확히 파악할 수 있기 때문입니다. 사람마다 건강 상태가 다르고, 필요한 영양소의 우선 순위도 다릅니다. 최근 크릴오일이 트렌드라고 모두가 크릴오일을 먹어야 하는 것은 아니라는 뜻입니다. 그런데 백화점이나 홈쇼핑, 인터넷에서 건강기능식품을 구매하게 되면 자신의 건강 상태보다 시장 트렌드를 따라 구매할 가능성이 커집니다.

며칠 전 단골 환자가 자신이 먹는 영양제를 모두 적어왔습니다. 혈압이 조금 높아져서 영양제를 하나 더 먹을 생각에 무엇이 좋은지 물었습니다. 그러면서 자신이 복용하는 영양제가 많은데 각각 나름의 이유를 말해주었습니다. 일리가 있는 것도 있고, 잘못 알고 있는 것도 있었습니다. 결국 10분 정도 식습관, 질병 등에 대해 이야기하고 다음과 같이 정리했습니다.

아침 식전 – 철분제, 비타민C 아침 식후 – 비타민B 점심 식후 – 눈영양제 저녁 식후 – 크릴오일, 잇몸영양제, 칼슘	아침 식전 – 철분제(고함량으로 변경, 혈액 수치 정상화 될 때까지) 아침 식후 – 비타민B(피로할 때), 항산화제 저녁 식후 – 코엔자임Q10&크릴오일복합제, 칼슘

철분 같이 필요할 때만 일시적으로 보충하면 되는 영양소가 있고, 칼슘처럼 꾸준히 복용하면 좋은 영양소도 있습니다. 그리고 같은 철분제라도 고함량으로 먹어야 할 때와 저함량으로 먹어야 할 때가 있습니다. 식후에 먹어야 하는 보충제가 있고, 공복에 먹어야 하는 보충제도 있습니다. 이렇게 복잡하고 종합적인 요소들을 '나에게 맞게' 전문적으로 상담할 수 있는 곳이 바로 약국입니다.

명현현상, NO, NO!

마지막으로 '약국은 부작용 관리가 가능하다.'는 점 때문에 약사와의 상담을 추천합니다. 몇 년 전 한 건강기능식품 판매업자가 부작용을 이른바 '명현현상'(일시적으로 몸이 나빠졌다가 다시 좋아지는 현상)이라고 복용을 지속하게 하여 결국 환자가 사망한 안타까운 사건이 있었습니다. 이때 '약국이었다면 절대로 벌어지지 않았을 일'이라고 생각했습니다.

약학대학에서 귀가 닳도록 배우는 내용이 있습니다. 모든 물질은 예상하지 못한 부작용이 있고, 어떤 성분에는 주로 어떤 부작용이 있으며, 그것이 인과관계가 분명한지 평가한 후에 결론을 내려야 한다는 것입니다. 그리고 약국은 부작용 사례가 발생하면 지정된 기관에 보고합니다. 약국에서는 건강기능식품을 먹고 문제가 생겼을 때 이 증상이 부작용이 맞는지, 복용을 지속해도 되는지, 회복이 되는지, 환불이나 보상절차가 있는지 등을 약사와 상담할 수 있기 때문에 더 안전하다고 할 수 있습니다.

안전한 약국 만들기

"우와~ 약사면 일하기 편하겠다."라는 말을 주변에서 많이 듣습니다. 처방전이 오면 그대로 조제하면 되고, 힘들게 몸을 쓰는 일도 없어 보입니다. 하지만 알고 보면 약사는 의외로 신경을 곤두세워 일해야 하는 피로도가 높은 직업입니다.

재고 관리, 판매, 조제, 상담 등 여러 업무가 동시에 이루어지고, 예측할 수 없는 환자 요구에 신속하게 응대해야 합니다. 또한 건강에 영향을 줄 수 있는 의약품을 다루다 보니 '절대 틀리지 않아야 한다.'는 부담감이 큽니다. 아프고 예민한 상태의 사람들을 만나기 때문에 감정 노동의 성격도 가지고 있습니다. 약사가 너무 신경이 곤두서 있다면 그 스트레스가 환자에게 전가되어 소통에 문제가 생길 수 있습니다. 그래서 약국 업무 스트레스 관리는 인권 차원이나 약국 경영 차원에서 중요한 문제입니다.

환자처럼 약사와 직원도 약자입니다

약국에 오는 환자는 정보에 있어서 약자일 수밖에 없습니다. 이를테면 어딘가 아파서 병원에 갔는데, 의사나 약사가 처방하거나 권하는 약을 거부하기 쉽지 않습니다. 치료나 약에 대한 정보가 부족한 환자가 효과 있는 치료인지, 정확한 진단인지 스스로 판단하기 어렵습니다. 이런 상황을 어려운 말로 '수요자와 공급자 간에 정보의 비대칭성이 있다.'고 말합니다. 국가는 정보의 비대칭성이 있는 상황에서 공급자 직종에게 면허를 주고 일할 수 있게 합니다. 그리고 그들로 하여금 국민을 대신해 판단하는 대리인으로 전문 지식과 양심에 기초해 일하도록 관리하고 감독합니다. 그들이 잘못을 저지를 경우, 심하면 면허를 박탈합니다. 만약 건강과 관련된 분야에 아무나 종사하게 한다면 각종 거짓 정보와 사기가 난무할 수 있습니다.

한편, 약사를 비롯한 약국 직원 역시 커뮤니케이션에서 약자입니다. 약국이 서비스업의 성격을 갖고 있기 때문입니다. 약값 비교, 불법 서비스 요구, 복잡한 보험 및 의료제도, 각종 불만 토로 등 여러 상황에서 환자가 우위에 있습니다.

늦은 밤 시간에 약사 혼자 근무하고 있을 때 취객이 들어와서 자판기 커피를 6잔 이상 뽑아놓고 술주정을 부린다거나 혈압약을 달라며 위협적인 언행을 보인 적이 있었습니다. 이런 상황이 벌어질 때, 환자를 위한 노력 외에 약국 직원을 보호할 수 있는 안전망 또한 필요하다는 사실을 깊이 깨달았습니다.

약자 보호를 위한 커뮤니케이션 매뉴얼

늘픔약국은 환자와 직원, 모두를 보호하는 커뮤니케이션 매뉴얼을 만들어 따르고 있습니다.

첫 번째, 상대적 약자인 환자의 편에서 바라보는 것을 원칙으로 합니다. 환자가 약국에 들어설 때 눈을 마주치며 웃는 얼굴로 하는 인사도 중요한 포인트입니다. 따뜻한 인사를 받으면 경직된 마음이 다소 풀어지고, '이런 것도 모른다고 무시하지 않을까?' 하는 생각 대신 자신이 갖고 있는 궁금증을 약사에게 조금 쉽게 물어볼 수 있습니다. 습관적으로 튀어나오는 어려운 의학 용어나 전문용어를 쉬운 말로 바꾸고, 말하는 속도를 환자에게 맞추고 있습니다. 이는 약사가 제공하는 정보를 환자가 잘 이해해야 약의 잘못된 사용을 예방할 수 있고, 안전한 커뮤니케이션을 위해서도 중요한 부분이기 때문입니다.

두 번째, 환자의 안전을 위해서 필수 질문을 하고 기록합니다. 약물에 영향을 줄 수 있는 요인을 확인하기 위해서입니다. '술이나 담배는 하는지', '복용하고 있는 다른 약은 없는지', '앓고 있는 다른 질환은 없는지', '알레르기는 없는지' 네 가지를 필수적으로 물어보고 기록합니다. 그리고 건강에 영향을 줄 수 있는 직업이나 생활환경, 가족 관계 등도 확인하여 한 사람 한 사람에게 맞춤형 설명을 합니다. 이를테면 야간 경비일을 하고 낮에 잠을 자는 환자가 낮과 밤이 바뀐 생활 때문에 잠들기 어려워 술을 매일 마셨습니다. 이런 사실을 알고 있다면, 이 환자가 진통제를 먹을 때 간 독성을 일으킬 수 있는 아세트아미노펜 성분은 피하도록 처방을 검토할 수 있습니다. 이처럼 안전한 복약상담을 위해서는 환자에 대한 구체적인 정보가 필수입니다.

긴급 상황 매뉴얼

마지막으로 약국은 환자의 무리한 요구나 욕설, 폭언 및 폭력 등으로부터 직원을 안전하게 보호하기 위한 노력을 기울이고 있습니다. 직원은 사장의 눈치를 보느라 무례한 환자에게 몸을 낮출 수밖에 없는데, 명확한 원칙을 정해 선을 넘을 경우 적극적으로 방어하도록 하고 있습니다.

예전에 술에 취한 환자가 물건을 사면서 직원에게 성희롱 발언을 하며 난동부린 일이 있었습니다. 한참 실랑이 끝에 경찰이 출동하여 마무리되었으나 그 시간 동안 해당 직원은 너무나 큰 감정 소모와 스트레스를 감내해야 했죠.

이후 곧바로 매뉴얼을 정비했습니다. 먼저 경비업체 호출 버

튼을 직원 가까이에 설치하고 욕설, 고성 등 위협감을 느낄 때는 즉시 녹음기를 켜도록 했죠. 또한 "선생님, 이렇게 소리를 지르시고 영업을 방해하면 경찰을 부를 수밖에 없습니다."라고 경고하도록 멘트를 정해주었습니다. 동시에 해당 환자가 재방문했을 때는 피해 직원을 보호하고 그 직원의 업무를 동료가 대행하도록 했습니다. 이러한 매뉴얼 덕분에 직원들이 돌발 상황에서 보다 침착하게 대처할 수 있습니다.

약국에서 모든 사람은 존중받아야 합니다. 환자와 약사는 단순한 소비자와 판매자 관계가 아닙니다. 궁극적으로 건강을 목표로 협력하는 관계로 나아가야 하기 때문에 좀 더 성숙한 커뮤니케이션 역량이 필요합니다.

독감주사, 약사가 먼저 맞았어요

병원약사로 일할 때, 겨울만 되면 전체 직원이 독감예방접종을 했던 기억이 납니다. 처음에는 직원 복지 차원인 줄 알고, '안 맞으면 안 되나' 하는 생각을 했습니다. 지금 생각하면 굉장히 무지하고 무서운 생각이었습니다. 그때 한 동료가 했던 말이 기억에 남습니다.

"선생님을 위해서이기도 하지만 병원에서 일하는 우리가 감염의 매개가 될 수 있기 때문에 환자를 위해서 맞아야 하는 거예요."

감염병의 기억

2009년 5월, 신종 플루 대란을 겪으면서 그 동료의 말을 제대로 이해하게 되었습니다. 마스크를 쓴 약사들이 병원 밖에 마련된 임시진료소에서 바구니째 약을 들고나와 정신없이 투약해야 했습니다. 투약을 위해, 설명을 위해 계속해서 마주치는 환자들이 두려웠고 '내가 감염되면 바이러스 감염의 주요한 매개가 되겠구나.'라는 생각을 했습니다.

이후 2015년 메르스(중동호흡기증후군)라는 감염병 대란을 또 겪었고, 일부 약사는 격리 조치되었습니다. 다시 한번 의료기관이 감염 매개가 될 가능성이 매우 크다는 사실을 피부로 느꼈습니다. 머리로는 알고 있었지만 약국의 감염 관리를 실천에 옮기는 계기가 되었습니다.

약국 직원의 예방접종

늘픔약국은 겨울철이 다가오면 전 직원이 독감예방접종을 하도록 하고 비용을 지원합니다. 약국에 독감예방접종 캠페인 포스터도 붙입니다. 그 밖에 약국에서 손소독제 사용, 주기적으로 비누로 손 씻기, 겨울철 마스크 착용하기, 자주 손이 닿는 곳을 소독하기 등을 상시적으로 점검하며 감염 관리를 위해 노력하고 있습니다. 그리고 그것을 약국 이용자에게 알립니다. 감염에 신경 쓰는 좋은 약국이라는 점을 자랑하고 싶은 마음보다 의료기관을 통한 감염에 대해 경각심을 갖자는 캠페인 성격이 더 강합니다. 아픈 사람들이 머무는 병원, 약국 등 의료기관은 다른 곳보다 눈에 보이지 않는 세균, 바이러스 등에 감염될 우려가 크기 때문입니다.

젊고 건강한 사람들에게 독감은 심한 감기에 불과하지만 어린이, 노약자 및 만성질환자, 면역 저하자에게는 사망에 이를 만큼 치명적입니다. 우리는 이런 고위험자에게 독감바이러스를 전파할 수 있는 위험을 가지고 있기 때문에 병원이나 약국 내에서 이러한 인식과 배려가 꼭 필요합니다.

처음에는 약사의 마스크 착용이 환자들에게 어색하게 느껴졌습니다. 마치 "당신에게 감기 옮기 싫소."라는 뜻으로 비춰지기도 했겠지요. 그래서 환자들에게 "왜 마스크를 쓰고 계세요?",

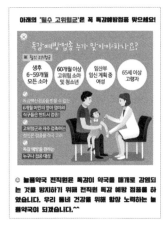

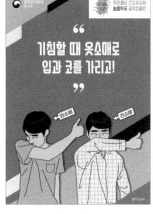

독감예방접종 캠페인 포스터   기침 예절 포스터

"약사님도 감기 걸리셨나 봐요."라는 질문을 자주 받았습니다. 그럴 때마다 "마스크를 쓰는 이유는 저희가 매개가 되어 약국을 오가는 분들이 감염에 노출될 수 있기 때문입니다."라고 설명했습니다. 이 역시 감염에 대한 교육의 일환입니다.

감염 관리는 앞으로 더욱 중요!

이 책을 쓰고 있는 지금도 코로나19 바이러스 때문에 모두가 걱정을 놓지 못하고 있습니다. 해외 이동의 증가 등으로 늘어나고 있는 신종 감염병 문제는 세계가 함께 해결해야 하는 숙제가 되고 있죠. 다행히 우리나라는 여러 차례 감염병을 겪으면서 감염 관리에 대한 학습이 되고 있습니다. 이제 혈액, 주사 등의 직접 접촉이 적은 약국도 점차 감염 관리에 대한 인식을 높여갈 필요가 있습니다. 환자들 역시 비누로 손을 씻거나 손소독을 하고, 기침이나 재채기를 할 때 옷소매로 가리는 등 기본적인 감염예방원칙을 잘 지키면 지역사회의 건강을 지키는 데 큰 도움이 되리라 생각합니다.

약국에서도
인권 감수성이 필요해요

약사: 안녕하세요. ○○○ 님, 곰팡이로 인한 피부질환 약을 받으셨네요. 하루에 2회 식사 무관하게 복용하시면 됩니다.

환자: 네. 알겠습니다.

약사: 그런데 혹시 연예인 ○○○ 님 아니세요? 너무 반가워요. 팬이에요.

환자: 아, 네….

○○○ 님, 결핵약 처방받으셨네요

비교적 큰 약국에서 일할 때 조금 당황스러운 일이 있었습니다. 의원 근처에서 볼 일이 별로 없는 결핵약 처방이 나왔습니다. 결핵약은 약물 부작용이 흔한 편이고, 약을 제대로 챙겨 먹는 것이 중요하기 때문에 환자에게 해야 할 말이 많았습니다. 그래서 잊어버리지 않으려고 복약안내문을 출력해두고, 밑줄을 그어가며 열심히 설명하는데, 환자의 안색이 점점 어두워졌습니다. 그리고 복약상담이 끝나기 무섭게 약국을 빠져나가는 환자를 보면서 '아차' 싶었습니다. 대기 중이었던 다른 환자들이 쳐다보는 시선을 느꼈기 때문입니다.

결핵은 질병관리본부에서 인식 개선에 나설 만큼 부정적 낙인이 큰 질환 중 하나입니다. 결핵약을 복용한 후 2주가 지나면 전염성이 크게 떨어지지만, 사람들의 낙인과 두려움은 그대로입니다. 이러한 낙인 효과는 환자들에게 질병 공개에 대한 공포심을 느끼게 하고, 치료나 약물 복용에 부정적인 영향을 줍니다. 그런데 약사가 조심하지 않고 이야기했으니, 참 부끄러운 일이었습니다. 모든 사람은 자신의 질병이 노출되지 않고, 건강 정보를 보호받을 권리가 있습니다.

앞의 에피소드 역시 초보 약사일 때 겪은 일이지만, 아무리 팬이더라도 아는 척을 하지 말았어야 했던 몹시 후회스러운 일이었습니다.

개인 정보를 보호해주세요

사실 이러한 인권감수성은 약국을 이용하는 모든 사람이 가져야 할 부분입니다. 개인 정보를 중요하게 생각하는 문화라면 있을 수 없는 일이 하루에도 여러 번 일어납니다. 좁은 약국에 많은 사람이 대기하다 보면 다른 사람의 복약상담 내용이 들리기도 합니다. 심지어 어떤 사람들은 중간에 말을 끊고 "어~ 나도 똑같은 증상인데?"라며 끼어들기까지 합니다. 비단 질병뿐 아닙니다. 저소득층 의료급여 환자는 본인이 부담할 약값이 없기도 합니다. 이때 약국 직원이 "○○○ 님은 약값 안 내셔도 돼요." 라고 크게 말하면 원치 않게 환자의 처지가 공개됩니다.

물론 약국에서 분리된 칸막이나 개별적 상담 공간 등을 만드는 것이 가장 효과적인 해결책이고, 약국에 이런 시설을 필수적으로 요구하는 나라들도 있습니다. 그만큼 그 나라에서는 민감한 개인 정보 보호를 요구하는 사람들이 많았기 때문이겠죠. 앞으로 우리나라도 환자들이 다른 사람의 정보를 보호하는 차원에서 거리를 두고 대기하고, 약사는 환자의 건강 정보를 보호해주려는 인식이 필요합니다.

누구나 접근 가능한 약국

약국 인테리어에 대한 해외 자료를 본 적이 있었습니다. 감염

억제와 같은 안전 문제나 깨끗한 환경을 담은 내용은 당연하다고 생각했는데, 한 가지 인상적인 내용이 있었습니다. 장애인 차별과 관련된 법들을 준수하는 인테리어를 해야 한다는 점이었습니다. 약국을 개설하는 단계부터 거동이 불편한 환자들이 약국을 편하게 이용하도록 고려해야 한다는 것입니다. 우리 사회 어디든 적용되어야 할 내용이지만, 특히 약국과 의료기관은 누구나 접근할 수 있는 시설을 갖춘 후에 개설하도록 해야 한다는 생각이 들었습니다.

인권 감수성은 보건의료인의 필수 역량

개인 정보, 접근성 보장 외에 약국은 인권 감수성이 필요하다는 사실을 느끼는 기회가 많습니다. 이를테면 트랜스젠더를 비롯한 성소수자들을 약국에서 만날 때 젠더 감수성을 가질 것, 에이즈 등 특정 질환에 대한 편견, 혐오에서 자유로울 것, 특정 세대에 대한 무의식적 혐오 발언을 하지 않을 것 등 약국에서 함께 노력해야 할 일들이 무궁무진합니다. 사회 곳곳에서 인권을 중시하는 문화가 자리 잡아가고 있는 까닭도 있지만 의사, 약사, 간호사 등 아픈 사람을 대하는 보건의료인들은 편견 없이 모두를 대하는 자세가 선택이 아닌 필수 역량이 아닐까 생각합니다.

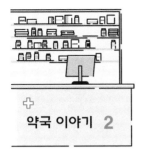

약국 이야기 **2**

약에 대해
자세히 설명을 들을 권리

"복약지도는 권리입니다"

"약 여기 있습니다. 안녕히 가세요."

약사가 아무런 복약지도 없이 그냥 약을 건네주었다고 가정해

봅시다. 해당 약사는 처벌을 받을까요? 당연히 받습니다. 약사법

은 약사가 말 또는 복약지도서를 통해 복약지도해야 하고, 그렇

지 않았다면 100만 원 이하의 과태료를 내야 한다고 정하고 있

습니다.

> **약사법 제24조(의무 및 준수 사항)**
>
> ④ 약사는 의약품을 조제하면 환자 또는 환자보호자에게 필요한 복약지도(服藥指導)를 구두 또는 복약지도서(복약지도에 관한 내용을 환자가 읽기 쉽고 이해하기 쉬운 용어로 설명한 서면 또는 전자문서를 말한다)로 하여야 한다. 이 경우 복약지도서의 양식 등 필요한 사항은 보건복지부령으로 정한다.

그렇다면 환자가 복약지도를 거부할 수 있을까요?

"괜찮아요. 다 아니까 그냥 주세요."

현실에서는 이런 일이 종종 일어나지만 약사는 법적으로 복약지도를 거부할 수 없습니다. 환자가 설명을 안 듣는다고 해서 약값에 포함된 '복약지도료'를 돌려받을 수 없습니다. 보건복지부는 그 이유가 아무리 잘 아는 약이라도 사용상 주의사항을 계속해서 알릴 필요가 있고, 약사가 약을 먹는 환자의 건강 상태가 어떻게 변화하는지 살펴야 하기 때문이라고 말합니다.

하루 세 번 식후 30분 말고, 할 말이 많습니다

'하루 세 번 식후에 먹어라.'는 말밖에 못 듣는다고 불평을 하는 환자가 있습니다. 수술도 간단한 수술이 있고, 복잡한 수술이 있듯이 약도 마찬가지입니다. 특별히 주의할 것이 없는 약의 설명은 짧을 수 있습니다. 하지만 한두 번 경험만으로 '복약지도는 별것 없다.'고 단정 짓기에는 다양한 의약품(보험 등재 품목만 2만여 개 이상)이 있습니다.

약을 설명하다 보면 "물 많이 드세요."라는 말을 자주 합니다. 너무 뻔한 이야기 같지만 실상을 알면 그렇지 않습니다. 이를테면 여드름 치료에 자주 사용하는 항생제(테트라사이클린계), 피지억제제(이소트레티노인) 또는 골다공증약(비스포스포네이트계)은 "식도염을 유발하기 쉬운 약이에요. 약 먹을 때 물을 많이 드시고, 약 먹고 바로 눕지 마세요."라고 주의를 줍니다. 설파계 항생제는 "장기 복용 시 요로결석을 유발할 수 있어 물을 많이 드세

골다공증 스티커

요."라고 말합니다. 변의 부피를 팽창시키는 변비약은 "물을 많이 먹어야 약의 효과가 극대화되니까 물을 많이 드세요."라고 말합니다. 이렇게 복약지도를 통해 물을 많이 먹어야 하는 '이유'를 듣게 되면 주의사항을 잘 지키게 되고, 치료 효과를 높이거나 부작용을 예방할 수 있게 됩니다.

고혈압, 당뇨약과 같은 만성질환 약은 늘 먹던 약이기 때문에 환자 맞춤형으로 복약지도를 하려고 노력합니다. 연세가 많은 환자는 '정확하게 챙겨 먹는 것'을 목표로 최대한 크게 써가면서 복약지도를 합니다. 동시에 환자가 약에 대해 얼마나 인지하고 있는지도 확인하고 인지력이 떨어지면 특별한 방법을 고안하기도 합니다.

흡연 환자에게 금연을 권하고, 부작용 걱정이 많은 환자에게 부작용에 대해 집중적으로 상담합니다. 당뇨 환자에게 좋은 운동과 피해야 하는 음식 같은 생활습관을 함께 조언합니다.

이런 내용들을 환자에게 한 번의 말로 전달하기보다 인쇄물로 보여주는 것이 낫다고 생각하여 늘픔약국은 리플릿을 만들어 언

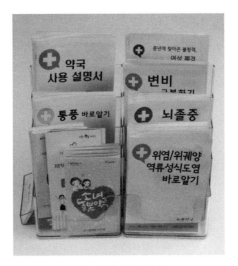

약국에 비치한 리플릿

제든지 가져갈 수 있도록 약국에 비치하고, 복약지도를 할 때 이용하고 있습니다.

들으려는 자세, 말하려는 정성

약사들은 복약지도를 하는데 환자가 핸드폰으로 통화하면 굉장히 속상합니다. 사람 대 사람으로 배려받지 못한다는 기분 때문에 속상하기도 하지만, '꼭 전달해야 할 내용'을 전달하지 못하는 안타까움이 더 큽니다. 반대로 환자가 고개를 끄덕이며 질문하면서 복약지도에 집중할 때 약사들은 아주 신이 납니다. 그래서 더 많은 정보와 조언을 하게 되죠.

환자도 마찬가지라고 생각합니다. 용기 내어 질문했는데, 약사가 짧고 무성의하게 답변하거나 핀잔을 준다면 무척 속상할 것입니다. '이런 걸 물어봐도 되나?' 하고 물어봤는데, 상세한 답변이 돌아오면 무척 기분이 좋겠지요. 이렇듯 복약지도는 약사 혼자 노력하기보다 약사와 환자 서로가 노력해야 제대로 이루어집니다.

복약지도는 환자에게 보장된 권리이고 약사에게 법으로 강제된 의무입니다. 하지만 법 조항 한 줄만으로 권리가 보장되는 것은 아니겠지요. 지금도 전국의 약사들이 복약지도를 주의 깊게 듣지 않는 환자와 적극적으로 듣는 환자 사이에서 울고 웃는 중입니다. 환자는 적극적으로 들으려는 자세와 예의를 갖추고, 약사는 하나라도 더 알려주고 싶은 정성 어린 마음을 가져야 복약지도가 진정한 국민의 권리가 되는 것이 아닐까요?

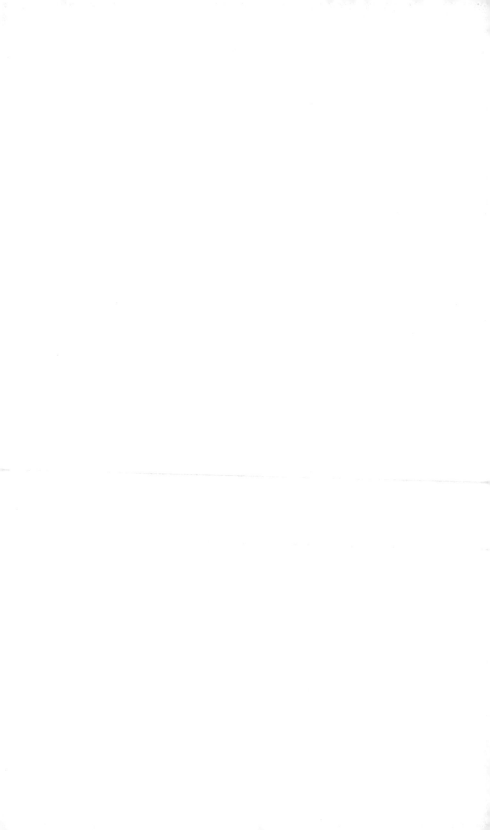

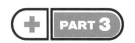

약국에서 여성 건강 상담하기

우리 동네 약국 사용하기 1

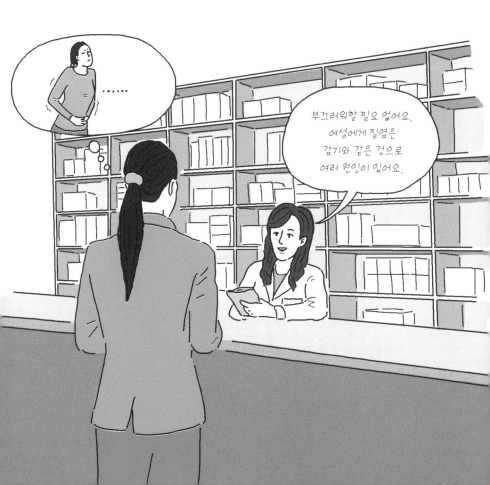

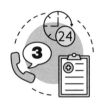

생리통약, 뭐가 좋아요?

정답은 '내 증상에 맞는 약'입니다. 생리통은 사람마다 체질적으로 나타나는 증상이 다릅니다. 가볍게 지나가기도 하고 쥐어짜듯이 심하게 아프기도 합니다. 몸이 붓고 가슴이 빵빵해지거나 허리통증, 설사 등을 동반하기도 합니다. 따라서 약국에서 생리통약을 살 때 약사에게 "생리통약 주세요."라고 말하기보다 "생리기간인데 다리가 붓고 생리통이 심해요."와 같이 증상을 자세히 말하는 편이 더 적합한 약을 추천받을 수 있습니다.

내 증상에 맞는 약은 무엇일까?

생리기간 동안 몸에서 다양한 호르몬 변화가 나타납니다. 생리기간 자궁내막에서 '프로스타글란딘'이라는 호르몬이 과도하게 분비되는데, 이 호르몬이 자궁 근육을 강하게 쥐어짜고 혈류량을 감소시켜 생리통을 유발합니다. 생리통 완화를 위해 원인 물질인 프로스타글란딘을 억제하는 것이 도움이 되고 진통제가 이러한 역할을 합니다.

① 위장이 약하면

기본적으로 진통제는 아세트아미노펜과 아세트아미노펜이 아닌 부류로 나눌 수 있습니다. 아세트아미노펜은 다른 진통제에 비해 위장장애가 적은 특징이 있습니다. 평소 위장이 약한 사람이 생리통약을 찾는다면 아세트아미노펜이 좋습니다.

② 배가 쥐어짜듯이 아프고 심하게 뒤틀린다면

대부분 진통제만으로 해결할 수 없는 경우입니다. 이때는 근육 경련을 완화하는 진경제가 들어 있는 약이 효과적입니다. 또한 자궁 근육의 경련을 완화하는 마그네슘제제를 같이 먹으면 도움이 됩니다.

③ 몸이 붓거나 가슴이 빵빵하고 통증을 동반한다면

수분 배출을 도와주는 이뇨제(예. 파마브롬 성분)나 카페인이 들어 있는 생리통약이 효과적입니다. 소변으로 붓기를 빼주기 때문에 일시적으로 소변량이 증가할 수 있습니다. 카페인의 경우 진통제의 진통 효과를 높이는 역할도 합니다.

다만 카페인은 그 자체로서 생리통을 악화하거나 두근거림과 같은 부작용을 유발할 수 있습니다. 그러니 약을 먹는 중에는 카페인이 들어 있는 차(예. 녹차, 커피 등)를 섭취하지 않도록 주의해야 합니다.

④ 생리 때마다 설사한다면

프로스타글란딘은 자궁만 아니라 장까지 수축시켜 설사를 유발할 수 있습니다. 설사가 동반된 생리통에는 프로스타글란딘을 억제하는 진통제가 효과적이며 과도한 소화관운동을 잠재워주는 진경제가 들어 있는 약도 도움이 됩니다.

생리통약 복용 Tip

• 아프기 전에 미리 복용하세요.
진통제가 몸에 좋지 않을 거라는 생각을 많이 하시죠? 그래서인지 심한 생리통에 약을 먹지 않고 버티다가 뒤늦게 먹는 사람이 많습니다. 하지만 생리기간에 짧게 복용하는 진통제가 특별히 해롭지 않습니다. 오히려 생리통을 참는 것이 몸에 더 해롭습니다. 생리통의 원인이 되는 프로스타글란딘은 생리 시작 전부터 분비됩니다. 따라서 생리통이 시작되기 직전부터 생리통약을 먹는 것이 통증 완화에 더 효과적입니다.

- **같이 복용해도 되는 진통제**

강한 진통 효과를 원할 때는 아세트아미노펜과 아세트아미노펜이 아닌 분류의 진통제를 동시에 먹을 수 있습니다. 하지만 아세트아미노펜이 아닌 분류에 속하는 소염진통제들을 동시에 먹으면 위장장애와 같은 부작용이 증가할 수 있어 권장하지 않습니다. 자신이 복용하고자 하는 진통제가 어느 분류인지 모르겠다면 약국에 문의하면 도움을 받을 수 있습니다.

- **약만큼 효과적인 온찜질**

온찜질은 혈액순환을 도와 생리통 완화에 도움이 됩니다. 이때 온도는 너무 뜨거워 화상을 입지 않도록 약 40℃가 적당합니다.

- **생리기간 동안 너무 기운 없고 어지럽다면**

생리기간 출혈량이 많아 어지럽거나 심장이 두근거린다면 단기간이라도 철분제를 같이 먹는 것이 좋습니다. 철분제는 자궁 혈류량을 증가시켜 생리통 완화에 도움이 됩니다.

이럴 때는 병원 진료를 받으세요

생리통이 자궁근종, 자궁내막증 등 특정 질환 때문에 생길 때가 있습니다. 특히 초경 후에 생리통이 없었는데 갑자기 심한 생리통이 발생했거나 생리할 때 발열, 권태감 혹은 출혈량이 너무 많거나 악화되는 경우입니다. 이때는 임의로 진통제 용량을 늘리거나 병용하기보다 반드시 병원 진료를 받아야 합니다.

나는 왜 자꾸 질염에 걸릴까?

"나는 매일 질 청결에 신경을 쓰는데 왜 질염이 자주 생기는 걸까?"

여성에게 질염은 감기처럼 쉽게 찾아오고, 재발하기 쉬운 질병입니다. 주로 분비물이 증가하거나 가려움증, 냄새가 나는 증상으로 나타나죠. 질염은 단순히 위생적이지 않기 때문에 생기는 것이 아닙니다. 다양한 원인이 있지만 굉장히 피곤하거나 심한 스트레스로 질 내부의 균형이 깨질 때나 유해균이 번식하면서 생기곤 합니다. 또한 폐경 이후 질 점막이 얇아지면서 생기는 위축성 질염도 있습니다.

약국에서 질염 치료가 될까?

"질염인 거 같은데 꼭 병원에 가야 하나요? 병원 갈 시간이 없는데…."

자신의 상태가 질염이 맞는지, 맞다면 어떤 균에 의한 질염인지를 정확히 파악하고, 만성질염이나 골반염으로 발전하지 않게 하려면 병원에 가야 합니다. 특히 트리코모나스라는 기생충에 감염된 질염은 성관계를 갖는 파트너와 함께 꼭 병원에 가서 치료를 받아야 합니다. 악취가 나는 분비물이 물처럼 흐르고, 연녹

색을 띠기도 하니 비교적 쉽게 알 수 있습니다.

일반적인 질염은 재발이 잦기 때문에 병원에 자주 가기 어려울 수 있습니다. 이럴 때 약국에서 간편하게 사용할 수 있는 질염 치료제를 알고 있다면 유용합니다.

어떤 약을 사용해야 할까?

처방전 없이 약국에서 살 수 있는 질염약은 먹는 약이 아닌 질좌제, 질세정제, 바르는 크림이 있습니다. 질좌제는 세균성, 칸디다성, 광범위 질염에 사용하는 세 가지가 있습니다. 그렇다면 자신의 증상이 세균성 질염인지, 칸디다성 질염인지 알아야겠죠? 정확한 진단은 병원 진료를 통해 받을 수 있지만, 약사가 증상에 맞는 약을 선택하도록 도와줄 수 있습니다.

	칸디다성 질염	세균성 질염
증상	무증상 20% 외음부 가려움증 외음부가 붓거나 부어오름 배뇨통, 성교통	무증상 50% 악취 질 분비물 증가
분비물	냄새 없음 끈적한 우유나 치즈 모양	심한 비린내 흰색 또는 회색의 분비물
치료	항진균제	항생제
약국 제품	클로트리마졸 외용제 (카네스텐질정®, 로마졸질정®, 카네스텐크림®, 카마졸크림® 등)	복합성분 질좌제 (세나서트질정®)
	포비돈요오드 외용제 (지노베타딘 질세정액®, 지노베타딘 질좌제®)	

재발을 막기 위한 생활습관 6가지

① 면으로 된 속옷을 입는다

세균은 습한 환경에서 쉽게 증식합니다. 따라서 합성섬유 소재보다 면 소재처럼 통풍이 잘되는 속옷을 입는다면 도움이 됩니다. 같은 이유로 스키니진처럼 몸에 달라붙는 하의를 오랜 시간 입지 않는 편이 좋습니다.

② 생리대를 자주 교체한다

습한 환경은 질염을 유발하는 균들이 좋아합니다. 더군다나 생리혈처럼 영양분이 가득한 환경이라면 나쁜 균들이 증식할 최적의 조건이 되겠죠. 따라서 생리대를 자주 교체하는 편이 좋습니다.

③ 대변 닦는 습관

대변을 보고 앞에서 뒤 방향으로 닦는 습관도 중요합니다. 간혹 뒤에서 앞 방향으로 닦는 사람이 있는데, 그것은 대변에 있던 각종 균을 질로 옮기는 행동입니다. 특히 어린 아이는 대변을 본 후 잘 닦지 못해 질염이 생길 때가 많기 때문에 이에 대한 교육이 필요합니다.

④ 질 내부를 자주 세척하지 않는다

질은 서식하는 균과 분비물 등으로 스스로 자정작용 및 보호 작용을 할 수 있어서 물로만 깨끗이 씻고 잘 말리는 것을 추천합니다. 비누나 바디워시로 씻으면 질의 산성도가 깨져 오히려 질염의 원인이 될 수 있습니다. 물 세척만으로 부족하다면 여성청결제(질 세정제)와 같은 전용제품을 사용하는 편이 좋습니다. 화장품 개념인 여성청결제와 달리 약국에서만 살 수 있는 일반의약품 질 세정제는 질염의 원인균을 제거·억제하는 역할을 하지만 자주 쓰면 정상 세균총의 균형이 깨질 수 있습니다. 질 세정 목적이라면 주 1~2회 정도 사용하는 것이 좋습니다.

⑤ 프로바이오틱스를 보충한다

프로바이오틱스는 장 건강과 질 내에 나쁜 균이 영역을 확장하지 못하도록 방어하는 좋은 균들입니다. 질염이 자주 재발하여 고생하는 사람들에게 장, 질내 환경에 도움을 주는 프로바이오틱스를 추천합니다.

⑥ 당분 섭취를 줄인다

과도한 당분 섭취는 유산균을 포함한 장 건강을 해쳐 장기적으로 질 건강에 악영향을 미칩니다. 또한 염증이 일어나기 쉬운

몸 상태를 만듭니다. 따라서 당분이 많이 들어 있는 음료, 과자, 밀가루 음식 등을 줄여야 합니다.

질염 관리, 약국에서 상담하세요

약국에는 질 세정제부터 질좌제, 크림 등 다양한 질염 치료제가 있습니다. 자신의 증상에 맞게 치료제를 선택할 수 있도록 도와주는 약사도 있죠. 또한 질염 예방을 위한 건강기능식품이나 보조제, 생활습관 교정까지 상담받을 수 있습니다. 질염 관리도 가까운 약국에서 도움받기 바랍니다.

지긋지긋한
방광염에서 벗어나려면

방광염 역시 자주 재발하는 여성 질환 중 하나입니다. 방광염이란 말을 들으면 예전에 약국 위에 있던 가정의학과 의사의 말이 생각납니다.

"약사님, 다른 건 몰라도 진통제를 먹으면서 방광염을 방치하지 않도록 병원 진료를 권해주세요. 신우신염까지 발전하는 사람들이 워낙 많아요."

자주 재발하는 탓에 대수롭지 않게 생각하지만, 몸에서 보내는 이상 신호를 무시하면 세균은 방광을 거쳐 신장(콩팥)까지 번식한다는 사실을 기억해야 합니다.

방광염의 주요 증상

방광염은 세균이 요도를 거쳐 방광으로 침입해 염증을 일으키는 세균성 질환으로 면역력이 약해졌을 때 자주 걸립니다. 방광염 환자의 90%가 여성인데, 그 이유가 뭘까요? 이는 요도의 길이가 남성은 약 15~20cm지만 여성은 약 3~5cm로 짧고 항문과의 거리도 가까워 항문 주변의 나쁜 균들이 요도를 타고 방광으로 침입하기 쉽기 때문이죠.

방광염은 소변을 볼 때 통증이 있거나(배뇨통), 하루에 8회 이상 소변을 자주 보거나(빈뇨), 소변에 피가 섞여 나온다거나(혈뇨), 갑작스럽게 참을 수 없을 정도로 소변이 마려운(절박뇨) 증상이 대표적입니다.

만성방광염

급성방광염 증상은 피로가 누적되었을 때, 스트레스가 많을 때 생겼다가 짧은 시일 내에 사라지기도 해서 많은 사람이 대수롭지 않게 여깁니다. 그러나 급성방광염을 제대로 치료하지 못하면 만성방광염으로 발전할 수 있고, 결국엔 신우신염으로 이어질 수 있으니 주의가 필요합니다. 만성방광염에 걸리면 소변을 제대로 보기 힘들고, 통증과 절박뇨 증상으로 삶의 질이 현저히 떨어집니다. 장거리 교통편을 이용하기가 불안하고, 외출이 꺼려지게 되어 우울증의 원인이 되기도 합니다.

방광염 치료와 예방

방광염은 항생제로 원인균을 제거해야 합니다. 보통 3~7일 정도 항생제를 먹으면 치료됩니다. 그러나 재발이 잦기 때문에 방광염 예방을 위해 올바른 생활습관이 필요합니다.

자주 방광염에 걸린다면
- 충분한 수분을 섭취한다.
- 배변, 배뇨 후 회음부나 항문을 닦을 때 신체 앞쪽에서 뒤쪽 방향으로 닦는다.
- 성관계 전후 생식기를 청결하게 한다.
- 성관계 직후 배뇨하는 습관을 갖는다.
- 소변을 너무 참지 않는다.
- 스트레스나 과로를 피하고 충분한 휴식을 취한다.

방광염 관리, 약국에서 상담하세요

방광염은 항생제 치료가 필요하기 때문에 가급적 병원 진료를 권합니다. 이럴 때 꼭 비뇨기과나 산부인과에 가야 하는 줄 알고 병원에 갈 시간이 없다고 하는 사람이 많습니다. 남자 의사라 병원에 못 가겠다고 하는 여성도 있습니다. 단순 방광염은 산부인과가 아니라도 가정의학과, 내과 등에서 진료할 수 있으며, 의사와 간단한 대화만으로 진단 및 처방이 가능하다는 점을 알았으면 좋겠습니다.

그래도 병원에 가기 여의치 않을 경우 약국에서 권하는 방광염약이 있습니다. 항생제는 의사 처방이 필요한 전문의약품이기 때문에 약국에서는 생약성분으로 된 방광염약을 살 수 있습니다. 생약성분의 약들은 소염, 항균작용을 해서 방광염 완화에 도움을 주고, 이뇨작용이 있어서 소변 배출을 원활하게 합니다. 만약 통증이 심하다면 소염진통제를 추가로 복용하지만 오히려 증상이 심해지는 것을 가릴 수 있어 항생제 치료 시기를 놓칠 수 있다는 점을 유의해야 합니다.

방광염이 자주 재발한다면 약국에서 보조제 상담을 추천합니다. 방광염 재발을 줄이는 데 도움을 주는 보조제는 크랜베리, 비타민C, 프로바이오틱스 등이 있습니다. 자신의 생활습관이나 다른 불편 사항들을 고려하여 약사와 상담하기 바랍니다.

임신 중에는 어떤 영양제를 먹어야 하나요?

임신 시기에 따라 태아와 임부에게 필요한 영양소가 달라집니다. 뭐든 보충하면 좋을 것 같지만 시기별로 보충하면 도움이 되는 영양소에 대해 알면 우선 순위를 정할 수 있겠죠? 인터넷에는 광고성 정보가 많고 불안한 임부의 심리를 이용한 잘못된 마케팅 정보도 많습니다. 임신 중 보충제 선택은 신뢰할 수 있는 단골 약국 약사와 상담하면 도움을 받을 수 있습니다.

임신 준비단계~초기: 엽산과 비타민D

① 엽산

엽산은 DNA 합성에 필수 영양소입니다. 척수액 형성과 뇌 기능 발달에 필요하며, 결핍 시 이분척추증이나 신경관결손증 등 선천적 기형이 발생할 수 있습니다. 유산과 태아 발육 부진을 예방하기 위해 임신 계획 단계부터 보충하는 것을 권장합니다.

엽산은 반드시 보충해야 하는 영양소이기 때문에 보건소에서 나눠주고 있습니다. 하지만 잘못된 마케팅 정보 때문인지 보건소 엽산이 합성엽산이라고 굳이 비싼 천연엽산을 복용하려는 임부들을 만납니다. 그런데 합성엽산이 천연엽산에 비해 생체이용률이 훨씬 뛰어나기 때문에 충분한 함량을 담보하기 위해서는 합성엽산을 복용하는 편이 낫습니다.

임신 후 초기, 태아 형성 시기에는 급격하게 엽산 요구량이 많아지기 때문에 임신 전부터 챙길 수 있도록 상담하면 좋습니다. 임신 중 하루 엽산 필요량은 0.6mg입니다. 곡물이나 푸른 잎 채소 등을 식사로 보충되는 양을 제외하면 제품으로 0.4mg을 권장합니다. 단, 임의로 1mg 이상 과다 섭취하면 다른 영양소 흡수를 방해할 수 있고 구토, 설사, 불면, 식욕저하 등 부작용이 발생할 수 있습니다. 따라서 다른 영양제를 추가로 복용할 때는 엽산 총량을 확인할 필요가 있습니다.

하지만 신경관 결손 아기를 임신한 이력이 있는 경우 이보다 많은 4mg의 고용량 엽산을 복용하기도 합니다. 이에 대해서는 전문가와 추가 상담을 해야 합니다.

② 비타민D

뼈 형성과 근골격 발달에 필요한 비타민D는 임신 시기 전반에 걸쳐 필요한 영양소입니다. 임신과 무관하게 비타민D 결핍이 많아지는 추세이기 때문에 임신 계획 단계부터 복용을 권장합니다.

비타민D 수치는 간단한 혈액검사를 통해서 알 수 있는데, 30ng/ml 이상을 유지해야 합니다. 비타민D 수치에 따라 차이가 있지만 결핍이 있다면 하루에 4000~5000IU, 건강하다면 1000~2000IU 정도를 권장합니다.

임신 중기~출산: 오메가3 + 철분 + 칼슘

① 오메가3

오메가3에는 DHA, EPA 등이 들어 있습니다. 이중 DHA는 임부에게 임신중독증, 조산, 저체중출산 등의 위험을 낮추는 역할을 합니다. 태아 성장 과정에서 뇌와 눈, 신경계를 구성하는 데 필요하며, 지능발달에 도움을 줍니다. 특히 태아의 뇌가 본격적으로 발달하기 시작하는 임신 28주부터 보충하면 좋습니다.

1999년 미국 영양학회는 임신, 수유기간 동안 하루 최소 300mg의 DHA 복용을 권장하였습니다. 오메가3 제품에 함유된 EPA의 지혈작용으로 오메가3를 복용하면 출산 시 지혈이 안 될 수 있다고 걱정하는 임부들이 있는데, 하루 4000mg 이상 복용하지 않는다면 괜찮습니다.

② 철분

태반이 형성되고 태아가 자라나면 필요한 혈액량이 급증합니다. 혈액 속 산소를 운반하는 헤모글로빈이 부족해질 경우 태아에게 산소와 영양분 공급이 원활하지 못하게 되며 두근거림, 숨참, 피로 등의 증상이 나타납니다. 임신 전체 기간에 걸쳐 빈혈을 주의해야 하지만, 임신 초기에 입덧으로 철분제 복용이 어려울 수 있습니다. 그래서 철분은 16주부터 출산 후까지 복용을 권장하며, 1일 복용권장량은 30~60mg입니다.

철분제의 대표적인 부작용은 변비와 위장장애입니다. 평소에 이러한 불편함이 있었다면 약사와 상담하여 생체 이용률이 높고 부작용이 적은 철분제를 먹으면 도움이 됩니다. 철분제로 인해 대변 색이 검게 변할 수 있는데 정상적인 변화이기 때문에 크게 걱정하지 않아도 됩니다. 철분제를 먹을 때는 흡수를 방해할 수 있는 유제품, 탄닌이 포함된 차 종류(녹차, 홍차 등)와 2시간 이상 간격을 두고 복용해야 하며, 철분 흡수를 도와주는 오렌지주스, 포도주스 등과 함께 먹으면 좋습니다.

③ 칼슘

칼슘은 뼈와 치아 형성에 필수 영양소입니다. 임신하면 모체의 뼈에 축적된 칼슘을 먼저 태아에게 공급하기 때문에 태아 발육에는 문제가 없으나, 임부가 골다공증이 생길 수 있습니다. 출산 후 모유수유를 하는 경우 모유를 통해 아이에게 칼슘이 전달되기 때문에 이 시기에도 칼슘을 보충하면 좋습니다.

칼슘은 임신중독증의 강도를 감소시키고 신경안정, 혈압상승억제, 비만예방 등 긍정적인 효과가 있습니다. 특히 고령임산부, 과체중임산부, 고혈압 병력이 있는 임산부에게 도움이 됩니다.

칼슘의 하루 권장량은 1000mg이며 주된 부작용으로 변비나 가스가 차는 증상이 있어 임부가 더욱 불편하게 느낄 수 있습니다. 이때는 부작용이 덜한 칼슘제를 약사와 상담하거나 식품 형태로 챙겨 먹으면 좋습니다. 뼈째 먹는 생선(멸치, 뱅어포)과 우유, 녹색 채소(케일, 시금치, 청경채 등)에 칼슘이 많이 들어 있습니다.

보충하면 좋은 기타 영양제: 프로바이오틱스

프로바이오틱스가 태아 발달에 필요한 영양소는 아니지만 출생 이후 건강에 영향을 줍니다. 자연분만 시 태아가 산도産道를 통해 밖으로 나오면서 산모의 미생물을 뒤집어쓰고 일부 먹게 되는 과정을 '미생물 샤워'라고 합니다. 이때 전달되는 산모의 균이 무균상태였던 아이의 장에 처음 자리를 잡는 미생물이 되고 출산 이후 아이의 면역력에 결정적인 역할을 하게 됩니다.

아이에게 유익한 균을 물려주기 위해서는 산모가 유익한 균을 많이 가지고 있어야 합니다. 또한 임신기간 중에 자주 경험하는 변비나 장내 가스, 분비물로 인한 불편한 증상에도 프로바이오틱스가 도움이 됩니다.

알쏭달쏭 임신 중 약 먹기

임신을 준비 중이거나 임신 중에는 작은 것 하나까지 신경 쓰이기 마련입니다. 그게 아이에게 조금이라도 영향을 미칠 수 있다면 더더욱 그렇죠. 그래서 많은 예비 부모가 임신 중 약 복용에 대해 걱정과 궁금증이 많습니다.

사실 대부분의 약물이 태아에게 직접적인 영향을 끼치지 않습니다. 태아에게 기형을 유발하는 약물은 소수에 불과하죠. 하지만 많은 전문가가 이 시기 약물 사용에 신중을 기하는 까닭은 '100% 안전'을 보장할 만한 데이터가 부족하기 때문입니다.

약물 투여 근거가 되는 임부안전성 분류

임신 중 약물 치료가 필요한 경우 '임부안전성 분류 기준'을 참고합니다. 나라마다 다른 분류 기준이 있지만 여기에서는 두 가지 정도만 소개하도록 하겠습니다.

우리나라는 건강보험심사평가원에서 제공하는 3단계 등급이 있습니다. 1등급은 태아에 대한 위해성이 높아 원칙적으로 사용 금기인 의약품, 2등급은 태아에게 위해성이 있을 수 있으나 사유가 있는 경우 부득이하게 사용 가능한 의약품, M등급은 적응증에 따라 1등급 또는 2등급으로 나누어지는 의약품입니다.

미국 FDA(식품의약국)에서는 특정 약물이 태아에게 미치는 위험도를 A, B, C, D, X 등 5단계로 분류합니다. A는 태아에게 위험성이 없는 약물이고, X는 기형을 유발하는 것이 확실히 입증되어 임산부에게 절대 투여하면 안 되는 약물입니다.

2015년 6월 이후 승인되는 약물들은 이러한 분류로 표기하지 않습니다. 대신 약물 복용 시 위험성, 임부가 해당 약을 먹을 때 고려할 사항, 약물과 분만 관계, 실제 연구 결과 등 보다 실용적인 정보를 서술하도록 했죠. 이는 고령 임신이 늘어나면서 임부와 태아에 대한 안전성과 위험성을 더 세밀하게 따지기 위해 만든 기준입니다.

약물도 시기별로 태아에게 미치는 영향력이 다르다

임신인 줄 모르고 약을 먹었다가 나중에 임신 사실을 알게 되면 아이에게 문제가 생기지 않았을까 많이 걱정합니다. 하지만 약을 먹은 시기가 마지막 생리일 기준으로 4주가 안 됐다면 걱정하지 않아도 됩니다. 이 시기는 'all or none 원칙'이 적용되는 시기이기 때문입니다. 이는 복용한 약물이 태아에게 영향을 미치지 않거나, 혹여 미쳤다고 하더라도 유산되거나 완전히 회복된다는 것을 의미합니다. 한편 임신 4~10주 사이는 태아의 심장, 중추신경계, 눈과 귀, 팔과 다리 등이 완성되는 중요한 시기이므로 약물 복용에 가장 주의해야 합니다.

만성질환 약을 먹는 임부

대부분의 만성질환은 임신기간 중에도 치료를 유지합니다. 오히려 치료를 유지하지 않아 발생하는 상황이 태아에게 악영향을 끼칠 수 있습니다. 모든 만성질환 치료제가 태아에게 기형을 유발하는 것은 아닙니다. 오히려 임신 중 투여해도 안전하다고 알려진 약으로 변경해서 치료를 유지합니다. 따라서 임신 중 태아에게 해가 될까 두려워 임의로 약을 중단하는 일은 절대 없어야 합니다. 반드시 전문가와 상담하는 것이 중요합니다.

기형 유발 약물

임신 중에는 무엇보다 기형을 유발할 가능성이 큰 약물을 피하는 일이 가장 중요합니다. 대표적인 약물로 이소트레티노인 성분의 여드름 치료제가 있습니다. 현재 한국 시장에서 철수했지만 '로아큐탄'이라는 약이 가장 많이 알려져 있습니다. 비록 로아큐탄이 한국에서 철수했지만 동일한 성분의 약들이 국내에서 사용되고 있어 주의가 필요합니다.

임신 중 이 약물에 노출되면 두개골 이상, 뇌 기형, 눈·귀·얼굴 기형 등 태아에게 심각한 문제를 유발할 수 있습니다. 따라서 이 약을 복용하는 최소 한 달 전부터 마지막 복용한 후 최소 한 달까지 반드시 피임해야 합니다. 미국 FDA는 이 약을 복용하기 전에 2번의 임신테스트에서 임신이 아닌 것을 확인한 후에 약물 복용을 권장하고 있습니다. 이때 피임 성공률을 극대화하기 위해 2가지 이상의 피임법(콘돔+경구피임약 혹은 콘돔+루프)을 권장하고 있습니다.

어지러우면 무조건 빈혈일까요?

가끔 어지럼증을 호소하는 사람들이 약국에 와서 이렇게 말합니다.

"저 어지러운데 빈혈 같아요."

어지럽다고 빈혈은 아닙니다. 몸의 균형을 잡는 귀가 문제일 수 있고, 혈압이 낮은 사람들이 앉았다 일어날 때 머리가 핑 도는 어지러움일 수 있습니다. 또한 약의 부작용으로 어지러울 수 있고, 저혈당으로 어지럽거나 실신하는 경우도 있습니다.

이렇게 어지러움은 원인이 다양하며 그에 따른 치료법도 달라집니다. 혹시라도 어지러움이 자주 생긴다면 증상을 방치하지 말고 병원 검사를 통해 원인을 정확하게 파악한 후 적절한 치료를 받아야 합니다.

빈혈이 정확히 뭐죠?

빈혈은 혈액을 구성하는 물질 중에 산소를 운반하는 성분이 부족해서 나타나는 어지러움 증상을 말합니다. 혈액 속 다양한 세포 중 '적혈구'가 산소를 운반하는 역할을 합니다. 적혈구 에는 철이 포함된 단백질인 헤모글로빈이 있습니다. 이 철에 산소가 붙어서 혈액을 통해 온몸에 산소를 공급하게 됩니다.

만약 몸속 철분이 부족하면 적혈구에 있는 헤모글로빈이 충분히 만들어지지 않고 적혈구 크기도 작아지면서 빈혈이 생깁니다. 그래서 빈혈 환자들에게 철분제를 처방합니다.

그렇다면 왜 철분이 부족해지는 걸까요? 채식으로 철분 섭취가 감소하거나 위장에서 철분 흡수를 못할 수 있습니다. 성장기 소아나 청소년, 임산부 및 수유부는 철분이 몸에서 많이 필요하다 보니 결핍 증상이 있기도 합니다. 여성들은 생리기간 출혈로 철분 손실이 생길 수 있죠.

어떤 철분제가 좋은 건가요?

철분이 부족한 빈혈은 일차적으로 철분제 복용으로 치료하면 대개 한 달 이내로 불편한 증상이 개선됩니다. 증상이 좋아진 뒤에도 몸속에 철분을 충분히 저장하기 위해 3개월에서 1년 정도는 꾸준히 철분제를 먹는 편이 좋습니다.

철분제는 알약이나 물약 말고 그 속에 들어 있는 철분의 형태에 따라 구분합니다. 철분제를 복용한 경험이 있는 이들은 2가철, 3가철이라는 말을 들어봤을 것입니다. 철의 화학적 형태에 따라 부르는 이름인데, 우리 몸 안에서 2가철과 3가철을 왔다 갔다 하며 흡수되고 사용됩니다.

철분제로는 2가철 복용이 흡수율이 좋기 때문에 철분 결핍이 심한 사람에게 적합합니다. 하지만 3가철에 비해 속쓰림이나 울렁거림, 변비 같은 위장 부작용이 심합니다. 부작용으로 철분제 복용이 힘든 사람들은 3가철제제를 선택해야겠죠.

3가철분제 중에는 우리 몸에서 저장해 사용하는 형태로 단백질이 붙어 있는 단백철 제품도 있습니다. 단백철은 부작용이 거의 없고 흡수율이 높지만 철분 자체 함량이 적고 가격이 비싸다는 단점이 있습니다. 이렇게 다양한 철분제 중 자신에게 적합한 것을 복용하기 위해서 약사의 도움이 필요합니다.

빈혈이라는데 비타민을 처방 받았어요

빈혈의 원인은 적혈구나 철분 부족만 있는 것이 아닙니다. 비타민 B_{12}와 엽산이 부족해도 빈혈이 생길 수 있습니다. 철분이 적혈구에서 산소를 운반하는 역할을 한다면, 비타민 B_{12}와 엽산은 적혈구를 만들기 위해 필요한 구성원입니다. 이들 중 하나라도 부족하면 적혈구가 만들어지는 과정에 이상이 생겨 빈혈이 생깁니다. 영양 섭취가 불량하거나 비타민 B_{12}와 엽산의 흡수가 떨어지는 빈혈 환자들은 병원에서 비타민 B_{12}와 엽산제를 처방받기도 합니다.

피임에 대해서
알려주세요! (1)

피임은 원치 않은 임신을 위해 반드시 알고 있어야 하는 상식입니다. 그런데 '왠지 부끄럽고 쑥스럽다.'는 이유로 인터넷에 있는 잘못된 정보로 피임하는 경우를 종종 접합니다. 그럴 때면 '약국에서 올바른 피임법을 상담했다면 좋았을 텐데'라는 아쉬운 마음이 듭니다.

피임은 크게 경구용 피임법과 비경구용 피임법이 있습니다. 경구용 피임법은 말 그대로 먹는 약으로 피임하는 방법이고 비경구용 피임법은 주사제, 콘돔, 살정제, 이식제 등과 같이 약을 먹지 않고 피임하는 방법입니다. 이런 다양한 피임법 중에 처방 없이 약국에서 구할 수 있는 피임약을 소개하도록 하겠습니다.

에스트로겐과 프로게스테론

여성의 임신과 생리는 에스트로겐(여성호르몬)과 프로게스테론(황체호르몬)이라는 두 가지 호르몬에 의해 조절됩니다. 이 두 호르몬의 작용은 모래로 두꺼비집을 짓는 과정에 비유할 수 있습니다.

에스트로겐은 생리주기 전반부에 증가해 자궁내막을 두껍게 만드는데, 이는 두꺼비집을 짓기 위해 모래를 쌓는 과정과 비슷합니다. 후반부에 증가하는 프로게스테론은 두꺼비집이 무너지지 않도록 다지는 역할을 해 착상이 잘되게 합니다. 이후 착상이 이루어져 임신이 되면 두꺼비집은 무너지지 않고 그대로 유지됩니다. 반대로 임신이 되지 않으면 두 호르몬이 감소해 두꺼비집이 와르르 무너지고 생리를 하게 됩니다.

경구용 피임법: 사전피임약

두 호르몬의 작용 원리를 이용한 것이 사전피임약입니다. 사전피임약은 임신과 생리주기에 관여하는 에스트로겐과 프로게스틴(합성프로게스테론)을 함유하고 있습니다. 약을 통해 호르몬을 공급해서 우리 몸에서 만들어지는 호르몬을 방해하여 '배란을 억제'하는 것이 주된 작용입니다. 이 외에도 착상을 막고 자궁경부의 점액을 끈끈하게 만들어 정자 운동을 방해합니다.

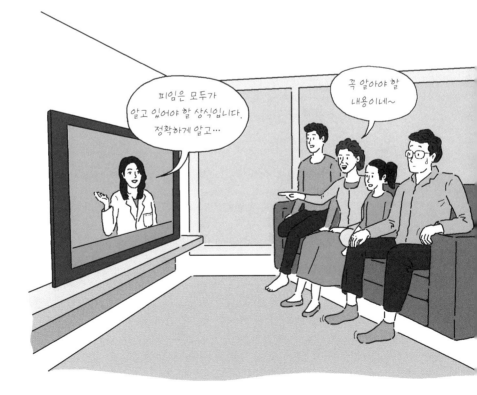

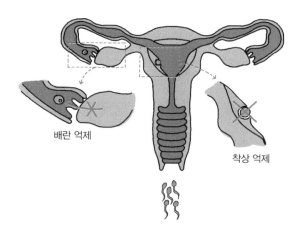

배란 억제

착상 억제

사전피임약 작용기전

(출처: 식품의약품안전처)

피임 목적으로 피임약을 복용하는 경우 3주(21일) 복용, 1주 (7일) 휴약입니다(하나의 사이클). 보통 약국에서 판매하는 사전 피임약 1포장에는 21정의 피임약이 들어 있습니다. 이때 피임약 복용은 '생리 첫째 날'부터 시작하는 편이 가장 좋습니다. 이 방법 으로 복용하면 바로 피임 효과를 볼 수 있습니다. 식사와 관계없 이 일정한 시간에 매일 1알씩 3주 동안 복용 후 1주는 약을 먹지 않는 휴약기를 갖습니다(첫 번째 사이클). 일반적으로 마지막 약 복용 후 2~3일 내에 생리를 하게 됩니다. 두 번째 사이클은 생 리와 상관없이 7일의 휴약기가 끝난 후 새로운 포장을 뜯어 복용 을 시작하는데 이 과정을 피임을 원하는 시기까지 반복합니다.

비경구용 피임법: 질 내 삽입하는 살정제

비경구용 피임제로 논옥시놀-9 성분의 질좌제가 있습니다. 정자를 직접 없애는 작용과 더불어 정자가 자궁 내로 들어오지 못하게 막는 이중작용을 통해 피임 효과를 나타냅니다. 사용방법은 관계 10분~1시간 전에 질 깊숙이 질좌제를 삽입하고 약이 녹을 때까지 최소 10분을 기다립니다. 만약 약 삽입 후 1시간 내에 관계를 갖지 못했거나 성교를 반복할 때는 다시 1개를 추가로 삽입합니다.

살정제는 사용법이 비교적 간단한 장점이 있지만 피임 효과가 85~90%로 높지 않다는 단점이 있어 다른 피임방법(예. 콘돔)과 병용하도록 권장합니다. 또한 관계 후 질 내부까지 세정하지 않는 편이 좋습니다. 세정 과정에서 약 성분이 씻겨나가 피임 효

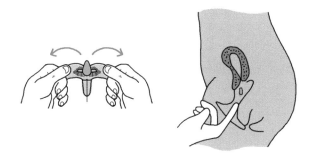

살정제(질좌제) 사용방법

(출처: 노원® 질좌제 설명서)

과가 떨어지고 감염 우려가 있습니다.

비경구용 피임법: 콘돔

피임은 여성과 남성 모두의 몫입니다. 약국에서 취급하는 남성용 피임 도구인 콘돔은 사용이 매우 간편합니다. 에이즈, 임질과 같은 성병 예방이 가능한 장점도 있습니다. 그런데 피임이 여성의 책임이라고 여기는 사회적 배경 때문에 콘돔 사용률이 다른 나라에 비해 낮은 편입니다.

콘돔을 제대로 알고 사용하면 100%에 가까운 피임 성공률을 가지지만, 의외로 많은 남성이 정확한 사용법을 몰라서 85%의 낮은 피임 성공률을 가진다는 통계가 있습니다. 우리 사회도 콘돔에 대한 올바른 인식과 정보가 자리 잡을 필요가 있고, 언젠가는 약국이 이러한 역할을 할 수 있으리라 기대합니다.

이 외에도 주사제, 자궁 내 장치, 이식제 등 일반적으로 알기 어려운 많은 피임법이 있습니다. 인터넷 검색은 민감한 정보일수록 오류가 많습니다. 자신에게 맞는 방법이 다를 수 있으므로 꼭 전문가와 상담하기 바랍니다.

피임에 대해서
알려주세요! (2)

여전히 사전피임약을 복용하면 즉시 피임이 되는 줄 아는 사람들이 있습니다. 그들에게 설명하다 보면 '이렇게 궁금한 게 많으면서 그간 어떻게 피임약을 복용했을까?' 싶을 정도입니다. 그래서 늘품약국에서는 상담 내용을 코팅해서 환자와 함께 보면서 이야기하고 있습니다(153쪽 〈경구피임약〉, 154쪽 〈피임약 먹기 전 체크리스트〉). 그 내용을 토대로 약국에서 많이 접하는 피임약에 대한 궁금증을 정리해보았습니다.

사전피임약, 사후피임약 뭐가 다른 걸까?

먹는 피임약은 크게 사전피임약과 사후피임약 두 가지로 나뉩니다. 사전피임약은 피임을 목적으로 규칙적으로 복용하는 약입니다. 이와 달리 사후피임약은 피임을 못하고 성관계를 가졌을 때 복용하는 약으로 응급피임약이라고도 합니다. 임신은 정자와 난자가 만나 만들어진 수정란이 자궁벽에 착상돼야 가능합니다. 사후피임약은 이러한 착상을 방해해 피임 효과를 나타냅니다(사후피임약은 의사의 처방이 필요한 약입니다).

대부분 피임약에 대한 정보는 피임약의 원리, 에스트로겐 함량과 프로게스틴 종류에 따른 분류 등 어려운 내용이 많습니다. 그런데 약국에서 자주 접하는 질문은 이와는 조금 다릅니다.

피임을 위해 미리 복용하는 사전피임약 Q&A

Q1_ 피임 목적으로 피임약을 복용하려고 합니다. 어떻게 복용하면 되나요?

A1_ 생리 시작일부터 매일 1알씩 3주 동안 복용하고 1주간 약을 먹지 않는 휴약기를 갖습니다. 마지막 복용 후 2~3일 내에 생리가 시작됩니다. 이후에도 계속 피임을 원할 경우, 1주일의 휴약기가 끝난 후 생리 지속 여부와 관계없이 새로운 포장의 피임약을 같은 방법으로 복용합니다.

Q2_ 피임 효과는 언제부터 있는 건가요?

A2_ 생리 시작일부터 복용했다면 피임 효과는 복용 직후부터 있습니다. 이 때문에 피임약은 생리 시작일부터 복용을 권장합니다. 만일 생리 2~5일째 복용을 시작했다면 첫 1주일은 피임 효과가 없기 때문에 콘돔을 병행해야 합니다. 하지만 생리 시작 5일이 지난 이후에는 약을 먹어도 피임 효과가 없기 때문에 다음 생리 시작일부터 복용을 권장합니다.

에스트로겐 함량	0.02				0.03		
상품명	에이리스®	머시론®	멜리안®(=센스리베®)	야즈®	미니보라®	마이보라®(=미뉴렛®)	아스민®
판매사	일동제약	유한양행	동아제약	바이엘코리아	동아제약	동아제약	바이엘코리아
프로게스테론	2세대 레보노르게스트렐 0.1mg	3세대 데소게스트렐 0.15mg	3세대 게스토덴 0.075mg	4세대 드로스피레논 3mg	2세대 레보노르게스트렐 0.15mg	3세대 게스토덴 0.075mg	4세대 드로스피레논 3mg
분류	일반	일반	일반	전문	일반	일반	전문
경구피임약 복용 시 부족해지기 쉬운 영양소	Vit B 피로, 근육통, 신경통, 두통, 구내염, 면역력 저하 등		Mg (마그네슘) 눈떨림, 근육경련, 식욕부진, 신경쇠약 등		Se (셀레늄) 갑상선 기능 저하	Zn (아연) 면역력 약화, 상처 치유 속도 저하, 나른함과 피곤함	
확인하세요!	임신가능성 / 나이가 만 35세 이상 흡연 중인 여성 / 복용 중인 다른 약물 / 유방암, 자궁암, 심혈관계질환, 간질환, 편두통 등 / 장기 여행 예정						
피임약 복용법	피임 목적: 생리 첫날부터 복용하되 생리 5일이 지나면 다음 생리 때, 5일 인에 복용 시작 시 첫 7일간은 다른 피임법 병용						
복용 중단 증상	복부의 심한 통증 / 홍통곤란 및 기슴통증 / 심한 편두통 / 시각 이상 / 심각한 다리 통증						
가임기	생리 시작 후 14일째 되는 날로부터 앞의 5일 ~ 뒤의 3일 (대략적)						

경구피임약

(출처: 돌콩약국)

153

현재 상태	현재 건강 상태
☐ 임신 가능성이 있으신가요?	☐ 현재 또는 5년 이내 유방암을 앓았던 적이 있나요?
☐ 최근 출산하셨거나 수유 중이신가요?	☐ 혈관이나 심장 문제, 뇌졸중으로 인해 병원에 내원한 적이 있나요?
☐ 나이가 만 35세 이상이고 흡연 중이신가요?	☐ 고혈압을 앓고 계시거나 최근 혈압을 확인하신 적이 있나요?
☐ 현재 아래와 같은 약을 복용 중이신가요? ☐ 뇌전증(간질) 약물 ☐ 항결핵약물 ☐ 항생제	☐ 간이나 쓸개에 병을 앓고 계신가요? ☐ 편두통(또는 한쪽에만 나타나는 심한 두통)을 앓고 계신가요? ☐ 당뇨병을 앓고 계신가요? 눈, 신장, 손/발에 합병증이 있나요? ☐ 1주일 이상 움직일 수 없는 수술이나 장시간 비행, 고산지대 (4500m) 방문이 예정되어 있나요?

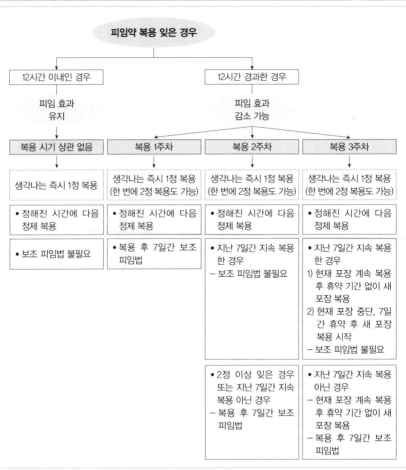

식품의약품안전처 권장 피임약 먹기 전 체크리스트

Q3_ 언제 복용하는 것이 가장 효과적인가요?

A3_ 딱히 정해진 시간은 없습니다. 매일 일정한 시간에 먹는다면 오전, 오후 관계없이 피임 효과는 동일하기 때문입니다. 피임 효과는 식사와도 관계 없습니다. 하지만 피임약으로 인한 위장장애(예. 울렁거림)를 최소화하기 위해 자기 전 복용을 안내하고 있습니다.

Q4_ 부작용은 없나요?

A4_ 위장장애가 나타날 수 있습니다. 이 외에 몸이 붓거나, 부정기적 출혈, 가슴이 빵빵해지면서 통증이 느껴지는 증상이 나타나기도 합니다. 이 증상은 2~3개월 복용 후 자연스럽게 사라지는 경우가 많습니다. 증상이 지속되거나 점차 심해진다면 전문가와 반드시 상담해야 합니다.

흔하지는 않지만 혈전증과 같은 심혈관계 부작용이 발생할 수 있습니다. 혈전증은 피가 선지처럼 굳어지는 것으로 혈전이 혈관을 막으면 뇌졸중, 호흡곤란 심하면 사망에 이릅니다. 이러한 부작용은 35세 이상 흡연자에게 빈번하게 발생할 수 있어서 복용을 금하고 있습니다.

원치 않는 임신을 피하기 위한 사후피임약

Q1_ 사후피임약은 어떻게 복용하는 건가요?

A1_ 위장장애를 줄이기 위해 충분한 양의 물과 함께 복용합니다. 약 성분에 따라 관계 후 3일 이내(72시간), 5일 이내(120시간) 복용을 권장합니다. 복용이 늦어질수록 피임 효과가 급감하기 때문에 최대한 빨리 먹는 것이 바람직합니다.

Q2_ 부작용은 없나요?

A2_ 울렁거림이 흔하게 나타날 수 있으며 복용 후 3시간 이내 구토했다면 다시 약을 먹어야 합니다. 그 외에도 두통이나 다음 생리주기나 양이 변하고 생리통이 심해질 수 있습니다. 생리 예정일이 5~7일 늦어지거나 임신이 의심된다면 반드시 병원 진료를 받아야 합니다.

Q3_ 관계할 때마다 복용이 가능한가요?

A3_ 원칙적으로 권장하지 않습니다. 그 이유는 한 주기 동안 여러 번 복용하는 경우 피임 효과도 떨어지고 부작용, 자궁외임신 가능성이 커지기 때문입니다. 따라서 다음 생리주기까지 콘돔, 살정제와 같은 비호르몬적 국소피임법을 권장합니다.

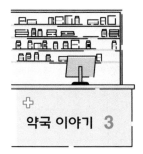

약국 공익 마케팅 프로젝트

"약국에 붙인 캠페인 포스터를 읽어주세요!"

'왜 약국에는 제품 광고 포스터만 많을까?' 많은 약국을 다녀보고 운영하면서 들었던 고민입니다. 약국은 남녀노소, 아픈 사람부터 건강한 사람까지 많이 오가는 곳입니다. 그리고 전국에 2만 3000여 개나 있는 접근성 좋은 보건의료기관이죠. 바로 이런 곳에서 새로 생긴 금연제도, 심야에 운영하는 의원 안내, 예방접종 권고 등 공익정보를 알리고 캠페인을 펼친다면 좋겠다고 생각했습니다.

이런 것을 '사회적 마케팅'[+]이라고 합니다. 보통 마케팅은 수익 창출이 중요한 목적입니다. 약국 역시 소매업의 일종이므로 한정된 공간을 제품 광고와 진열 등으로 활용해야 효율적인 경영이 가능합니다. 하지만 약국은 보건의료기관으로서 사회적 역

[+] 여러 마케팅 개념과 기술을 체계적으로 응용해 사회적 선, 공공의 선이라는 특별한 목적을 달성하고자 하는 행위이다. 사회적으로 좋은 것은 권장하고 나쁜 것은 회피하도록 하여 총체적으로 사회 복지를 증진하는 데 활용한다.

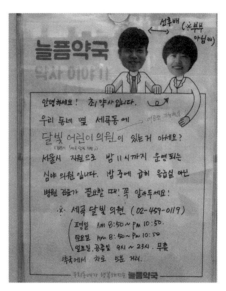

'달빛어린이병원' 홍보 게시물

할을 고려하여 공익적 정보도 담아야 한다고 생각했습니다. 그래서 건강과 관련한 새로 생긴 제도나 알면 좋은 정보를 약국 곳곳에 배치했습니다. 필요할 때는 안내와 함께 관련 기관과 연계했습니다.

가장 인기 좋은 게시물은 '달빛어린이병원'입니다. 그래서 줄곧 약국에서 가장 눈에 잘 띄는 자리를 차지하고 있습니다. 요즘도 많은 사람이 사진을 찍어 갑니다. 눈에 잘 들어오게 하려고 약사 얼굴이 들어간 게시물과 정감 가는 손글씨를 활용했습니다.

미세먼지가 심한 시기에는 매일 아침 미세먼지 수치를 씁니

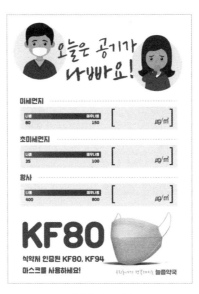

미세먼지 표지판

다. 호흡기질환이나 감기 때문에 고생하는 환자들에게 미세먼지용 마스크를 쓰도록 교육하고, 경각심을 갖게 하는 효과가 있습니다. 이 게시물은 늘픔약국에서 시작하여 서울특별시약사회를 통해 서울 전체 약국에 보급되었습니다.

해가 바뀌면 새로운 정책들이 생깁니다. 2018년에는 소득이 낮은 계층에게 일정 이상의 치료비를 지원해 살림이 어려워지는 것을 막기 위한 '재난적의료비지원제도' 대상과 지원이 확대되었습니다. 이를 홍보하기 위해 보기 쉽게 정리하여 잘 보이도록 게시했습니다.

약국이 지역사회를 위해 유익하고 공익적인 정보를 제공하는

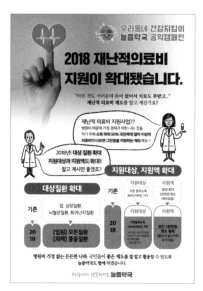

재난적의료비지원 확대 포스터

허브 역할을 하는 것이 당연하다고 생각합니다. 동네 약국에 갈 때마다 눈을 크게 뜨고 찾아보면 지금도 생활에 필요한 정책이나 알림, 정보 등을 볼 수 있습니다.

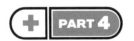

PART 4

약국에서 아이 건강 상담하기

우리 동네 약국 사용하기 2

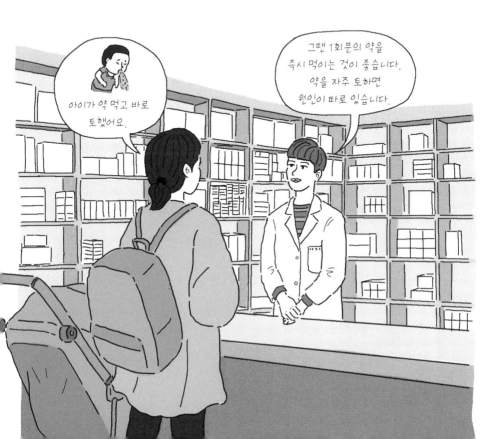

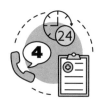

아이가 열날 때
어떤 약이 좋아요? (1)

아이들 해열제는 아세트아미노펜(예, 타이레놀), 이부프로펜(예, 부루펜), 넥시부프로쎈(예, 맥시부쎈) 등이 있습니다. 이럽지만 성분명으로 쓰는 이유는 똑같은 아세트아미노펜 성분이지만 제약회사마다 상품 이름이 다르기 때문입니다. 예를 들어 같은 아세트아미노펜도 한국얀센에서 만든 제품명은 타이레놀현탁액, 동아제약에서 만든 상품명은 챔프시럽, 대원제약에서 만든 상품명은 콜대원키즈펜시럽입니다.

아세트아미노펜은 이럴 때 좋아요

아세트아미노펜 성분은 해열, 진통 2가지 효과를 동시에 낼 수 있고 오랫동안 써왔던 약이기 때문에 안전성이 많이 입증된 약입니다. 그래서 해열제를 선택할 때 일차적으로 고려합니다. 아세트아미노펜 성분은 어린 나이에 복용이 가능하고 임신부, 수유부도 복용할 수 있습니다. 일반적으로 4개월 이후부터 복용이 가능하지만 의사 처방에 따라 그 이하 연령에서 복용하기도 합니다. 보통 6개월 이전 아기는 아세트아미노펜을 사용하고, 6개월 이후 아기는 아세트아미노펜과 이부프로펜 모두 사용이 가능합니다.

용량은 체중에 맞게 먹이되 하루에 5번까지 먹일 수 있고 이

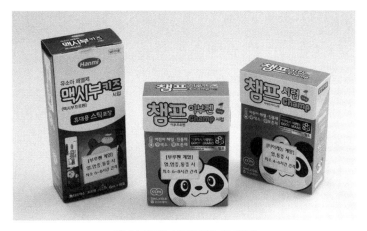

맥시부펜시럽, 부루펜시럽, 챔프시럽

를 초과하면 안 됩니다. 토하거나 배가 아픈 아이는 이부프로펜보다 아세트아미노펜이 좋습니다. 아세트아미노펜이 위장장애가 적고, 빈속에 복용하더라도 문제가 없기 때문이지요. 효과가 지속되는 시간은 이부프로펜보다 짧은 4~6시간이며 다시 먹일 때는 이 시간 이후가 좋습니다.

이부프로펜, 덱시부프로펜은 이럴 때 좋아요

이부프로펜과 덱시부프로펜 또한 오래 사용해오면서 효과와 안전성이 입증된 약입니다. 해열, 진통, 소염 3가지 효과를 동시에 가집니다. 이부프로펜은 보통 6개월 이후부터 사용이 가능하지만, 의사 처방이 있다면 더 어린 나이에 사용하기도 합니다.

효과를 나타내는 시간은 6~8시간이고 이 시간 이후로 다시 복용이 가능하며 하루에 4번까지 복용할 수 있습니다. 체중이 30kg 이하라면 1일 25ml를 초과하지 않는 것이 원칙입니다. 아세트아미노펜보다 효과를 나타내는 시간이 길어 자기 전에 긴 시간 해열 효과를 원할 때 이부프로펜이 조금 더 낫겠죠. 고열일 때도 이부프로펜이 효과가 조금 더 빨리 나타납니다. 아세트아미노펜과 달리 소염 효과가 있어 감기로 인해 목이 붓거나 치과 질환으로 통증이 있다면 이부프로펜을 먼저 고려합니다.

덱시부프로펜은 이부프로펜과 거의 같지만 몇 가지 차이가

	아세트아미노펜	이부프로펜	덱시부프로펜
상품명(예시)	타이레놀시럽 챔프시럽(빨강) 세토펜시럽 콜대원키즈펜시럽 써스펜좌약 등	부루펜시럽 챔프이부펜시럽(파랑) 이부서스펜시럽 콜대원키즈이부펜시럽 키즈앤펜시럽 등	맥시부펜시럽 등
사용 가능 연령	4개월 이후	6개월 이후	6개월 이후
효과 지속 시간 (복용 간격)	4~6시간	6~8시간	4~6시간
효과가 나타나는 데 걸리는 시간	30분~2시간 (개인차가 있으나 이부프로펜이 조금 더 빠른 편)		
하루 최대 복용 횟수	5회	4회	4회
교차 복용	이부프로펜 또는 덱시부프로펜과 교차 복용 가능 1~2시간 간격으로 교차 복용	아세트아미노펜과 교차 복용 가능 이부프로펜과 덱시부프로펜은 교차 복용 불가능 1~2시간 간격으로 교차 복용	
효과	해열, 진통	해열, 진통, 소염	

아세트아미노펜, 이부프로펜, 덱시부프로펜 비교

(출처: 식품의약품안전처)

있습니다. 덱시부프로펜의 효과 지속 시간은 이부프로펜과 달리 4~6시간이며 하루 4번까지 복용할 수 있습니다. 이부프로펜과 마찬가지로 체중이 30kg 이하인 경우 1일 최대 25ml를 초과하지 않습니다. 참고로 덱시부프로펜은 이부프로펜 중 효과를 나타내는 부분만 뽑아낸 성분으로 같은 계열의 약물입니다. 따라서 동시 또는 교차 복용이 불가능합니다.

좌약식 해열제 사용법

해열제를 먹어도 자꾸 토하거나 자는 도중 열이 많이 날 때는 좌약 형태의 해열제가 좋습니다. 주의할 점은 같은 성분의 해열제를 먹이고, 좌약을 또 쓰면 안 된다는 것입니다. 이를테면 아세트아미노펜시럽을 하루 최대 복용 횟수인 5번 먹이고도 열이 떨어지지 않는다고 아세트아미노펜 성분의 좌약을 추가로 사용해서는 안 됩니다.

약은 체내에서 여러 단계를 거치며 효과가 나타나도록 설계됩니다. 이 단계에서 사람마다 속도 차이가 나기 때문에 효과 지속 시간이 최대 2시간 정도 차이가 날 수 있습니다. 같은 술을 같은 양으로 마셔도 사람마다 술 깨는 시간이 다른 것처럼 말입니다.

아이가 열날 때
어떤 약이 좋아요? (2)

해열제는 우리가 많이 알고 있는 약이라고 생각하지만, 막상 아이가 열이 나면 '약을 먹여야 할지, 말아야 할지', '약을 먹인다면 무슨 약을 먹여야 할지' 고민입니다. 처음 열이 나면 두렵고 불안한 마음도 들죠. 열은 우리 몸에 바이러스나 세균이 들어오면 자연스럽게 일어나는 면역반응입니다. 하지만 열이 38도 이상으로 높고, 열 때문에 아이가 많이 불편해한다면 해열제의 도움을 받아야 합니다.

교차 복용은 어떻게 하나요?

열이 날 때는 일반적으로 한 가지 성분만 복용하는 것을 권장합니다. 다만 해열제를 최대한 많이 사용했어도 열이 38도 이상으로 높고, 축 처지거나 이유 없이 보챌 때는 해열제 교차 복용을 해볼 수 있습니다.

아세트아미노펜과 이부프로펜(또는 덱시부프로펜) 중에 한 가지를 주 해열제로 먹인 후 1~2시간이 지난 후에도 열이 높고 축 처져 있다면 다른 성분의 해열제를 추가로 먹일 수 있습니다. 교차 복용을 하더라도 각 성분의 최소 간격 시간은 지켜야 합니다. 이름이 비슷한 이부프로펜과 덱시부프로펜은 교차 복용을 하면 안 됩니다.

아세트아미노펜과 이부프로펜(또는 덱시부프로펜)은 교차가 아닌 동시 복용도 가능합니다. 교차 복용은 해열제를 무조건 많이 써서 열을 억지로 내리는 것이 좋지 않기 때문에 최소량의 해열제를 쓰기 위한 방법입니다. 열이나 통증이 심할 경우 섞어 먹는 처방이 나오기도 합니다(동시 복용).

아플 때도 해열제를 먹일 수 있나요?

아세트아미노펜과 이부프로펜, 덱시부프로펜은 모두 진통 효과도 있어 보통 해열진통제라고 부릅니다. 두통이나 타박상 등 통증이 있을 때 해열제를 먹일 수 있습니다. 정상 체온일 때 해열진통제를 먹는다고 정상 이하로 체온이 떨어지지 않습니다. 성인이 두통으로 아세트아미노펜을 먹어도 체온이 떨어지지 않듯이 말입니다.

체온이 35도 이하로 떨어지는 것을 저체온증이라고 합니다. 입술이 파래지고, 치아와 몸이 떨립니다. 종종 아이가 해열제 복용 후에 저체온증이 있었다고 이야기하는 보호자들이 있습니다. 이는 아이가 열이 날 때 땀을 흘리면서 젖은 옷을 입고 있거나, 정상 체온이 되었을 때 주변 온도가 낮으면 발생할 수 있습니다. 소아는 성인과 비교해 체중당 체표면적이 넓기 때문에 외부 온도에 따라 체온이 변하기 쉽습니다. 그래서 소아가 해열제를 복용하면 30분 뒤에 체온을 다시 확인해야 합니다. 체온이 내려갔다면 젖은 옷을 갈아입히고 보온에 신경 써야 합니다.

해열제는 얼마나 보관할 수 있나요?

해열제는 보통 병이나 스틱으로 포장된 두 가지 형태로 판매되고 있습니다. 아이가 여럿이고 자주 해열제를 사용하는 가정에서는 연령에 따라 달라지는 복용량을 맞춰 먹이기 쉬운 병 포장이 좋습니다. 병을 개봉하면 눈에 보이지 않는 세균, 곰팡이 등으로 시럽이 오염될 수 있어 1개월 후에 버려야 합니다(의료기관 내 보관 시 6개월).

하나씩 포장된 스틱 형태는 일정한 양이 들어 있어 연령별 복용량을 맞춰 먹이기 힘듭니다. 그러나 스틱 형태는 개봉하지 않은 낱개 포장을 유효기간까지 보관할 수 있고 휴대하기 쉽습니다.

열이 날 때는 이렇게!

기본적으로 열은 무조건 해열제로 떨어트려야 하는 것은 아닙니다. 열 자체가 병이 아니고 증상이기 때문입니다. 열은 바이러스나 세균과 싸우기 위해 우리 몸의 기능을 높이는 이로운 작용이기도 합니다.

열을 잴 때는 이마를 짚어보거나 손을 잡아보지 말고 반드시 체온계를 사용해야 합니다. 집에 귀·이마 체온계 또는 전자 체온계를 구비하여 체온을 확인하면 됩니다.

일반적으로 38도 이상이면 해열제를 사용하지만, 보채거나 힘들어 하지 않는다면 기다려볼 수 있습니다. 아이가 잘 놀고, 잘 먹고, 잘 잔다면 열이 나더라도 다른 증상이나 탈수 여부, 컨

디선만 확인해주면 됩니다.

하지만 해열제를 먹어도 열이 떨어지지 않는다면 찬물이 아닌 미지근한 물을 수건에 적셔 몸을 닦아주어야 합니다. 해열제를 먹인 경우 30분 후부터 닦아주면 효과적이고 아이가 덜 불편해합니다. 아이는 열이 나면 땀을 많이 흘리면서 쉽게 탈수 증상이 오기 때문에 틈틈이 수분을 보충해주는 편이 좋습니다.

약 먹기 싫어하는 아이

약 먹기 싫어하는 아이에게 약 먹이기는 그리 간단하지 않습니다. 아이에게 약 먹이기는 무엇보다 '첫 단추'가 중요하기 때문에 다음에 나오는 다양한 방법을 활용해보아야 합니다.

약 먹을 때 아이가 재미있고 맛있는 것을 먹는다는 느낌이 들도록 해야 합니다. 이를 위해 약을 맛있는 것과 섞어 주거나 잘 먹을 수 있는 형태로 바꿔보는 노력이 필요합니다. 만약 약을 강제로 먹이기 시작한다면 아이는 약에 대해 거부감을 가집니다. 거부감을 가진 아이는 보호자가 약을 먹일 때마다 힘들고 좋은 습관을 들이기도 어렵습니다.

약 먹는 습관 들이기

① 모방하려는 성향을 이용합니다

뇌에는 거울신경이 있어서 약을 잘 먹는 아이나 약을 잘 먹는 영상을 자주 보여주면 아이가 따라 하려는 모방 행태가 무의식적으로 나타납니다.

② 보상을 해줍니다

칭찬도 좋고 간식과 같은 보상도 좋습니다. 약을 잘 먹었을 때 긍정적인 반응을 보여준다면 좋은 습관을 만들 수 있습니다.

③ 설득하고 단호함을 보여줍니다

약을 먹자고 하면 도망가거나 벌러덩 드러눕고 울며 떼를 쓰는 아이가 있습니다. 이런 아이는 설득과 단호함이 필요합니다. "약 먹기 싫은 건 이해하지만 약을 먹어야 빨리 나을 수 있어!"라고 설득합니다. 그래도 떼를 쓰면 단호함을 보여줘야 합니다. 소리를 지르거나 화내기보다 기다리며 버티는 방법이 좋습니다. 결국 아이는 포기하고 약을 먹어야 한다는 사실을 받아들입니다. 그렇지 않고 보호자가 먼저 포기했다면 다음에도 다시 반복해봅니다.

상황에 따른 약 먹이기

① 쓴 약은 설탕을 섞어서

알약을 갈아서 만드는 가루약 중에 유달리 쓴 약이 있습니다. 특별히 쓴 약은 약사도 알고 있으니 미리 물어보세요. 약이 쓰다면 설탕, 시럽, 잼 등을 섞어도 약효가 변하지 않습니다. 꿀은 알레르기를 유발하는 원인이 될 수 있기 때문에 주의해야 합니다. 분유를 먹는 아이의 경우 분유에 타서 먹이는 방법을 피해야 합니다. 분유 맛이 변하면 나중에 분유 자체를 거부할 수 있습니다.

② 약은 가급적 단번에

아이에게 약을 먹일 때 두세 번 나눠서 먹이면 아무리 달래도 두 번째부터 약 먹기를 거부하기 쉽습니다. 예를 들어 물약이 두 가지 이상 처방되는 경우에 1회분 용량을 섞어 먹입니다. 약을 섞어서 보관하는 방법은 옳지 않지만 섞어서 먹이는 방법은 괜찮습니다. 시럽과 가루약을 섞어서 먹여도 괜찮습니다.

③ 약은 뺨 쪽으로

아이 입에 강제로 약을 넣으면 거부감에 뱉거나 토할 때가 많습니다. 이때는 바늘이 없는 주사기나 마개 달린 투약병에 약을 넣은 후 아이의 뺨 안쪽과 잇몸 사이를 통해 입안 뒤쪽으로 천천히 흘려 넣어줍니다. 이 방법은 로타바이러스 백신인 로타텍®과 로타릭스®를 투여할 때 쓰는 방법이기도 합니다. 이렇게 먹이면 아이가 약을 잘 뱉지 않고 사레들지 않습니다.

④ 배불러서 안 먹는 아이

식사 후에 배가 부르면 약 먹기를 거부하는 아이가 있습니다. 이런 아이는 식사 직전에 약을 먹이는 편이 좋습니다. 자극성이 강한 약일 때는 약을 먹인 후에 우유를 먹이도록 합니다.

⑤ 여러 종류의 투약기

일반적인 투약병 말고 투약주사기, 투약쪽쪽이 같은 여러 종류의 투약기가 있습니다. 아이가 약을 잘 먹지 않는다면 투약기를 바꿔보는 것도 방법입니다.

종류별 약 먹이기

① 가루약만 먹여야 할 때

가루약만 먹일 때는 쓴맛과 나쁜 냄새 때문에 그냥 먹이기 어렵습니다. 영유아는 소량의 물에 개어 젖꼭지에 발라서 먹이거나 입 안쪽 천정에 바르고 보리차나 젖을 먹입니다. 아이는 가루약에 물과 설탕을 섞어 먹게 합니다. 아이가 목이 마를 때 먹이는 것도 좋은 방법입니다.

② 가루약을 섞어 먹일 때

다른 것과 함께 섞어 먹일 때 가루약이 위로 뜨지 않도록 잘 섞어야 합니다. 가루약을 대강 섞으면 물에 녹지 않은 가루가 폐로 흩어져 들어가 기침하면서 토하게 됩니다. 따라서 충분히 흔들어 가루가 녹은 걸 확인하고 먹입니다. 시럽 중(현탁액제, 건조시럽제)에도 시간이 지나면 가루가 가라앉는 약이 있습니다. 이런 약들은 약 먹이기 전에 흔들어 줍니다.

③ 알약 먹이기

알약은 입안이나 목에 걸릴 수 있으므로 물을 미리 머금게 하여 먹이고, 삼키고 나서 물을 많이 먹게 하는 편이 좋습니다. 3세 이하는 혼자 삼킬 수 있더라도 안전상 먹이지 않는 게 좋습니다.

④ 안약 넣기

한 손으로 아이의 머리를 잡고서 얼굴이 위로 향하도록 하고, 나머지 한 손으로 눈을 여는 순간에 약을 넣도록 합니다. 놀이와 병행한다면 좋은 반응을 얻을 수 있습니다. 어느 정도 자란 아이는 약 넣기 전에 설명해주면 잘 따르기도 합니다.

아이가 약 먹고 토했어요!

"약을 먹이다가 아이가 토했어요. 어떻게 해야 하나요?"

약국에서 자주 받는 질문입니다. 약을 먹다가 토하거나 먹고 나서 조금 지난 후에 토할 때가 있습니다. 이럴 때 약을 다시 먹여야 할까요? 한마디로 말하기 어렵지만 대략 다음과 같은 상황으로 나누어 생각할 수 있습니다.

약 먹고 30분이 되지 않아 토했다면

보통 약을 먹고 30분이 지나지 않아 토했다면 충분히 흡수되지 않았다고 생각하여 1회분을 다시 먹이는 것을 권장합니다. 이때 토한 즉시 바로 먹이는 편이 좋습니다. 아이를 진정시킨 후에 먹이면 좋을 것 같지만, 토한 직후에는 뇌가 잠시 피로해져서 토하는 능력을 상실하고 시간이 지날수록 회복합니다.

약이 써서 토했다면

쓴 약에 대한 거부감 때문에 토하는 아이도 있습니다. 이때는 설탕을 소량 섞어서 먹을 수 있게 하는 것도 방법입니다. 우유나 분유에 타서 먹이는 방법은 약의 효과를 변화시킬 수 있고, 분유의 맛이 달라져서 분유 자체를 거부할 수 있어 권장하지 않습니다. 과일주스는 약효에 영향을 줄 수 있고, 꿀은 알레르기를 유발할 수 있어 추천하지 않습니다.

약 자체의 부작용 때문이라면

약 자체가 구역, 구토를 일으키는 약들도 있습니다. 대표적으로 독감 바이러스 치료제인 오셀타미비르(타미플루캡슐®)가 그렇습니다. 이렇게 구역, 구토가 주 부작용인 약들을 먹일 때는 구역, 구토를 예방하기 위해 식사 후 즉시, 식사 중간에 먹이는 것도 방법입니다.

자주 토하는 아이

토하는 근본 원인을 찾아서 제거해야 합니다. 원래 아이들은 식도와 위장 근육들이 발달하지 않아 잘 토합니다. 하지만 그 빈도가 잦다면 의사와 상의하여 원인을 찾아야 합니다.

약만 토하는 것이 아니라 평소에 다른 음식물도 자꾸 토하는 아이라면 분유나 밥의 양을 적게 자주 먹이고, 그래도 토한다면 간격을 더 길게 두고 먹입니다. 이런 간단한 생활요법을 알고 있으면 도움이 됩니다.

탈수 예방

아이가 자주 토하면 가장 우려되는 상황이 탈수입니다. 탈수를 막기 위해서 수분만 보충해서는 안 되고 수분과 함께 전해질(이온)을 보충해줘야 합니다. 자주 토하면 전해질보충제를 먹여서 체액 손실을 방지해야 탈수를 예방할 수 있습니다. 흔히 시중에서 판매하는 이온음료를 전해질보충제로 착각하기 쉬운데, 이온음료는 당분이 많이 함유되어 있고 설사를 동반할 경우에 증상이 더 악화될 수 있습니다.

세계보건기구가 권장하는 전해질보충제는 가정에서 쉽게 만들 수 있습니다. 끓여서 식힌 1L 물에 소금 반 티스푼(2.5g), 설탕 6티스푼(30g)을 녹이면 만들 수 있고, 베이킹소다가 있다면 소금의 반을 베이킹소다로 대체할 수 있습니다. 만들어 먹이는 것이 어렵다면 약국에서 전해질보충제를 살 수 있습니다. 이도 힘들다면 차선책으로 보리차를 먹이면 됩니다. 전해질보충제도 음식과 마찬가지로 조금씩 자주 먹이는 편이 좋습니다.

항생제는 나쁜 것 아닌가요?

"항생제를 이렇게 오래 먹여도 되나요?"

약국에 아이 약을 사러 오는 보호자가 가장 많이 하는 질문입니다. 아무래도 한번쯤은 들어보았을 '항생제 내성'이 걱정되기 때문이라 생각합니다. 그런데 항생제 내성은 '너무 짧게 먹을 때' 생기기 쉽습니다. 그리고 이 말은 "처방대로 정확히 먹어야 한다."는 뜻입니다.

내성은 세균에게 생깁니다

항생제는 우리 몸에 질병을 일으키는 세균을 죽이거나 증가하지 못하게 막는 약입니다. 그런데 A라는 세균이 B라는 항생제로 억제되다가 어느 순간 세균이 항생제를 방어하면 "항생제 내성이 생겼다."고 합니다. 일종의 진화 과정이라고 할 수 있습니다. 즉, 내성은 세균에게 생기지 항생제를 먹은 사람에게 생기지 않습니다. 그러므로 항생제를 자주 먹는 사람이 항생제가 듣지 않는다거나, 항생제를 평소에 먹지 않아야 항생제가 듣는다는 것은 잘못된 말입니다.

외국에서는 감기에 항생제를 안 쓴다고 하는데?

감기는 바이러스가 일으키는 질환입니다. 특별히 약을 쓰지 않아도 일주일에서 열흘 정도 증상을 앓으면 우리 몸의 면역체계가 바이러스를 이겨냅니다. 그래서 감기약이라고 하면 치료약이라기보다 콧물, 기침, 몸살 등의 증상을 조절해주는 약입니다.

우리나라는 감기에 항생제를 많이 써서 문제가 있다는 말을 들어서 그런지 항생제 처방을 받으면 '약을 세게 쓴다.'고 불신하는 환자들이 있습니다.

감기 원인은 대부분 바이러스이기 때문에 치료를 위해 항생제를 사용하지 않는 것이 원칙입니다. 그러나 항생제 치료가 필요할 때도 있습니다. 처음에는 바이러스 감염으로 시작했으나 부비동염이나 기관지염 등 세균성 질환으로 발전한 경우가 그렇습니다. 또한 발열, 감기 증상이 10일 이상 지속되거나 좋아지고 나빠지기를 반복하는 등 세균 감염이 의심되면 경험적으로 항생제 치료를 시도할 수 있습니다. 그러니 감기에 '절대' 항생제를 쓰면 안 된다는 것은 틀린 말입니다.

항생제 내성이 걱정돼요

예전에는 의료기관이 불필요하게 항생제를 처방해서 내성율이 높아지는 문제가 있었습니다. 그래서 이제는 정부 차원에서 항생제 처방을 관리하고 있습니다.

환자의 노력도 필요합니다. 내성은 환자가 정해진 항생제 치료기간을 지키지 않거나 필요한 용량보다 적게 먹어서 발생하기도 하니까요. 항생제 치료는 원인균과 질환마다 너무 달라서 의사의 지시를 따르는 것이 오히려 내성을 막을 수 있습니다. 그리고 비슷한 증상이라도 감염된 균이 다를 수 있습니다. 당연히 내가 받은 항생제를 비슷한 증상이 보인다고 해서 다른 사람과 나눠 먹으면 안 됩니다.

항생제를 오남용했을 때 생기는 내성은 개인을 떠나 지역사회와 세계적인 문제입니다. 항생제를 이기는 세균이 계속 생겨나는 거죠. 이렇게 내성을 가진 세균이 많아지면 슈퍼 감염병이 생겨날지 모릅니다. 그래서 WHO(세계보건기구)를 포함한 수많은 전문가가 국제적인 노력을 기울이고 있습니다.

항생제가 포함된 치료를 무조건 효과 좋다거나 위험하다고 볼 수 없습니다. 항생제 포함 여부에 따라 '센 약' 혹은 '약한 약'이 되지도 않습니다. 다른 약들과 마찬가지로 항생제 역시 질환에 따라 필요할 때 적절하게 써야 안전하고 효과적입니다.

스테로이드는 나쁜 것 아닌가요?

'스테로이드'라는 말은 이미지가 별로 좋지 않습니다. 스테로이드 성분이 들어간 화장품이 적발됐다거나 스테로이드가 들어간 금지 약물을 사용한 운동선수가 징계를 받았다는 언론 보도를 접했기 때문이겠죠. 이런 부정적인 이미지 때문에 복약상담을 할 때 스테로이드가 있다고 말하면 화들짝 놀라거나 민감하게 반응하는 사람이 많습니다. 하지만 스테로이드는 어린이에게도 아주 효과적으로 쓰이는 약입니다.

스테로이드는 대체 뭐죠?

원래 스테로이드의 사전적 의미는 '스테로이드 핵'이라는 특정한 화학구조를 기본 형태로 가지고 있는 물질을 통틀어 이르는 말입니다. 우리 몸에도 각종 호르몬 같은 스테로이드 구조를 가진 물질이 있습니다.

많은 사람이 스테로이드라고 하면 운동선수들이 불법적으로 근육을 늘리기 위해 사용하는 합성대사스테로이드를 생각합니다. 합성대사스테로이드는 약에 쓰이는 스테로이드와 다릅니다. 스테로이드 의약품(코르티코스테로이드corticosteroid)은 우리 몸의 면역을 담당하고, 각종 물질을 만들고 없애면서 수분과 혈압을 조절하는 많은 역할을 하고 있습니다.

스테로이드는 왜 약으로 쓰이나요?

흔히 스테로이드 의약품을 접할 일이 드물다고 생각하지만 스테로이드는 피부과, 이비인후과, 호흡기내과, 정형외과 등 특정 진료과를 가리지 않고 처방됩니다. 그만큼 효능이 다양하고 오랜 기간 써온 약입니다.

스테로이드는 주로 '염증 억제', '알레르기 억제'를 위해 씁니다. 그렇다 보니 아이가 모기에 물려 심하게 부었거나 땀띠가 났을 때 피부과에서 스테로이드 연고를 처방하죠. 증상이 심하면 먹는 약으로도 처방합니다. 이비인후과는 알레르기 비염이 심하면 코에 뿌리는 스테로이드제를 처방합니다. 정형외과나 류마티스내과도 관절 염증을 억제하기 위해 자주 처방합니다. 염증 억제에 빠르고 확실한 효과를 가진 약이 스테로이드 외에 많지 않기 때문에 이렇게 광범위하게 사용되고 있습니다.

스테로이드는 부작용이 심한 약 아닌가요?

특히 소아 환자의 보호자들이 스테로이드제가 독하다고 걱정합니다. 이는 스테로이드가 우리 몸에서 많은 역할을 하기 때문에 생긴 일종의 오해입니다. 스테로이드는 염증반응을 가라앉히는 효과가 굉장히 뛰어나지만, 당을 합성하여 혈당을 올리기도 하고 단백질을 분해하여 근육을 줄이기도 합니다. 몸 안에 수분이 머물게 해서 붓는 증상이 나타나기도 하고 뼈를 약하게 만들기도 합니다. 이렇게 많은 작용을 해서 장기간 복용하면 신체에 주는 부정적 영향이 클 수 있기 때문에 많은 사람이 '독하다'고 생각합니다.

결국 중요한 점은 사용기간과 용량입니다. 반드시 의사의 지시를 따라야 하고, 그렇게 한다면 어느 약보다 좋은 효과를 기대할 수 있는 게 스테로이드입니다.

스테로이드 부작용은 대부분 고용량으로 장기간 복용했을 때 나타납니다. 그리고 약을 중단하면 사람마다 시간 차이는 있지만 원래대로 회복됩니다. 고용량 스테로이드를 복용하다가 갑자기 끊으면 반동에 의해 증상이 다시 나타나거나 심해질 수 있습니다. 이를 고려해 용량을 서서히 줄여나가도록 처방할 때가 있으니 복용 순서를 잘 지켜야 합니다.

아이에게 영양제를 꼭 먹여야 하나요?

약국에 가면 많은 종류의 어린이 영양제가 있습니다. 두뇌 발달, 키 성장, 면역력 강화 등 설명을 보면 사랑하는 우리 아이에게 모두 먹여야 하나 고민이 됩니다. 주변 부모들과 이야기를 나눠보면 다들 하나 이상 영양제를 아이에게 챙겨주고 있다고 하니 조바심이 나기도 하지요.

기본은 5대 식품군

신체적, 정신적으로 빠르게 성장하는 시기에는 영양성분을 골고루 먹는 것이 중요합니다. 골고루 먹는다는 건 다음의 '식품구성자전거'에 나오는 5대 식품군을 고르게 먹는다는 의미입니다. 5대 식품군을 편식 없이 골고루 먹고 있다면 '꼭 영양제가 필

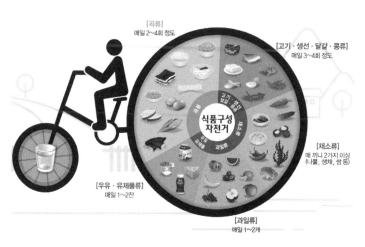

식품구성자전거

(출처: 보건복지부, 2015년)

요하다.'고 할 수는 없습니다. 식품구성자전거를 보면서 우리 아이가 골고루 먹고 있는지 먼저 살펴보기 바랍니다.

편식하는 아이라면

골고루 먹으면 좋으련만 아이가 편식한다면 영양제가 필요합니다. 성장 과정에서 비타민이나 미네랄이 부족하면 성장 이후까지 영향을 주기 때문입니다. 이럴 때는 5대 식품군 중 어느 부분이 부족한지, 좋아하는 음식이 무엇인지 파악하여 그에 맞는 영양 성분을 채워주는 것이 좋습니다. 예를 들어 패스트푸드나 즉석식품을 좋아한다면 비타민과 미네랄, 필수지방산, 아미노산이 부족하고 기본 칼로리나 염분이 많은 상태입니다. 이런 경우 영양제 보충이 필요합니다.

식욕이 없거나 적게 먹는 아이들은 소화하는 힘이 현저히 떨어진 상태일 수 있습니다. 이때는 좋은 식습관을 만들어주려는 보호자의 노력이 효과를 보기 어렵습니다. 아이의 현재 상태에 맞게 입맛을 올려주거나 소화를 도와주는 영양제와 종합비타민 등을 추천합니다.

아이에게 부족해지기 쉬운 영양소

① 철분

혈액을 만들고 근육을 형성하는 데 필요합니다. 육류나 채소를 자주 먹지 않는 아이가 보충하면 좋습니다.

② 칼슘

뼈 건강과 키 성장에 중요합니다. 인스턴트식품과 가공식품, 탄산음료를 자주 먹는 아이에게 부족하기 쉽습니다. 우유를 충분히 섭취하지 못하는 아이에게 보충하면 좋습니다.

③ 비타민A

성장, 피부 건강, 시력 발달에 관여합니다. 녹황색 채소나 유제품을 잘 먹지 않는 아이에게 보충해주면 좋습니다.

④ 비타민B군

종류가 다양하여 B군이라고 부릅니다. 체내 곳곳에서 다양한 대사에 관여합니다. 육류나 곡류를 자주 먹지 않는 아이가 보충하면 좋습니다.

⑤ 비타민C

결합조직, 근육, 피부를 튼튼하게 하고 감염에 대한 저항력을 올려 줍니다. 과채류를 잘 먹지 않는 아이에게 부족하기 쉽습니다.

⑥ 비타민D

칼슘 대사에서 중요한 역할을 합니다. 햇빛을 규칙적으로 쐬지 못하거나 우유를 충분히 마시지 않는 아이가 보충하면 좋습니다.

우리 아이 건강 체크

아이에게 필요한 영양제를 고르기 위해서는 우선 아이의 건강 상태를 파악해야 합니다. 아이는 성인처럼 자신의 건강 상태를 쉽게 설명하기 어렵습니다. 그래서 보호자가 아이를 관찰하여 건강 상태를 체크해야 합니다. 그럼 어떤 항목을 체크해야 할까요?

① 식사

주로 어떤 음식을 먹는지, 간식은 무엇을 얼마나 먹는지, 먹는 양은 어느 정도인지, 소화는 잘하는지 확인합니다. 식사 체크는 몸으로 들어오는 영양소와 칼로리를 확인하는 과정입니다.

② 성장

또래 평균에 비해 키, 체중 등 발달 상태 체크는 건강 상태 결과 확인이라고 볼 수 있습니다. 밥을 잘 먹지 않고 잔병치레가 많았다면 그만큼 영양소가 고갈되어 성장이 더딜 수 있겠지요.

③ 대변

대변 상태로 소화 기능이 제대로 작동하는지 간략하게 확인할 수 있습니다. 소화 기능의 상태에 따라 식단 변화가 필요할 수 있고, 영양제 선택도 달라질 수 있습니다.

④ 잠버릇 및 스트레스

수면시간, 중간에 깨는 횟수, 깨는 이유 등을 확인합니다. 자고 난 후 개운하게 일어나는지, 코를 골거나 많이 움직이며 자는지, 땀을 많이 흘리면서 덥게 자는지 등을 확인합니다. 아이가 스트레스 상황에 노출되면 아픕니다. 소변 훈련, 어린이집이나 학교 적응, 친구와의 갈등 등 스트레스 상황이 아닌지 살펴보고 그 부분을 개선할 수 있도록 도와야 합니다.

⑤ 질병 및 생활모습

'최근 얼마나 자주 아팠나요(감기, 중이염, 축농증, 장염, 배탈

상태	원인과 진단	병원 방문 필요한 경우
설사	**"열을 동반한 구토 후 설사한다면? 로타바이러스 감염 확률이 커요!"** 로타바이러스 감염은 생후 6개월 이전 가장 많고, 생후 3개월 첫 감염 시 가장 심해 '빠른 예방'이 가장 중요	• 빠른 시간 내에 탈수하거나 소변양이 눈에 띄게 줄어든 경우 • 고열, 보챔 등 전신 증상과 함께 발생하는 경우
녹변	**"대부분 정상이에요!"** 잦은 수유, 우유 알레르기 등 활발한 장 운동과 지방·탄수화물 섭취 변화, 담즙 분비 증가, 시금치 등 녹색야채 섭취 등 영향	물기 많은 녹색 변(장염 의심)
변비 (토끼똥, 적은 양의 변, 단단하고 굵은 변)	**"끙끙거리면서 보채는 '배변곤란증'은 안심하고 기다리세요!"** 지속적 변비, 치료하지 않으면 배변에 대한 두려움이 생겨 조기에 전문의 상담이 필요	• 변을 지리거나 1주 넘게 지속되거나, 만 후 태변이 늦는 경우 • 출생 1개월 내 변비가 있는 경우 • 성장이 더디거나 누런 물을 토하는 경우
혈변 (세심한 관찰로 정확한 색깔 구분 필요)	**"피가 아니라 붉거나 검은 색 변인 경우가 많아요!"** • 변이 붉은 경우: 사탕, 과일펀치, 근대 등 섭취 • 변이 검은 경우: 철분제, 블루베리, 시금치, 감초, 비스무스 등 섭취	진짜 '피'일 경우
회색변	**"다시 원래 색깔을 띄는 상태가 되면 걱정하지 않아도 됩니다!"** 음식물에 담즙이 제대로 섞이지 않아서 나오는 변	황달 증세와 함께 있는 경우 ※ 초기 황달 증세는 구분이 어려워 회색빛 변을 보는 경우 병원에 바로 오는 게 좋아요.
하얀 몽우리변	**"크면서 소화력이 좋아지면 저절로 사라져 치료가 필요하지 않아요!"** 아직 소화력이 약한 장에서 소화 안 된 지방 성분이 칼슘과 결합하여 비누화된 알갱이가 나오는 현상	• 냄새가 심하거나 변량이 많은 경우 • 체중이 빠지거나 늘지 않은 경우

변 상태로 보는 우리 아이 건강 체크법

(출처: 질병관리본부)

등)?' 활동량이 왕성한 편인지, 조용하고 얌전한 편인지 평소의
생활모습을 확인합니다. 아이들은 성인에 비해 불편한 증상을
표현하지 못하기 때문에 평소 잘 관찰하면 아이 건강에 도움이
됩니다.

위 다섯 가지 항목을 상세하게 작성하면 아이의 건강 상태를
객관적으로 파악할 수 있습니다. 이를 토대로 식단 개선 및 집안
환경 등 아이 건강을 위해 노력하면서 의사, 약사와 상담하는 것
이 좋습니다.

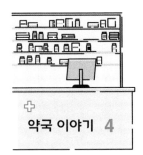

소아 가루약, 꼭 필요할까요?

"약사님, 약포지마다 가루약 양이 좀 다른 것 같은데요?"

소아 가루약 조제를 둘러싼 몇 가지 불편한 진실이 있습니다. 약사로서 꼭 해결되었으면 하는데, 해결책이 보이지 않는 문제이기도 합니다. '약포지마다 가루약 양이 다르다.'는 보호자의 질문 역시 불편한 진실과 관련 있습니다.

대부분 약포지에 공기가 들어가서 양이 적어보이는 경우이기 때문에 설명을 통해 걱정을 덜어주거나 다시 조제합니다. 그런데 가루약은 그 특성상 100% 정확하게 조제하기 어렵습니다. 그 이유를 실제 처방 예와 함께 설명하겠습니다.

처방 의약품의 명칭	1회 투여량	1회 투여횟수	총 투약일수	용법
647500350 소론도정	0.6667	3	3	
643304081 푸리노신시럽	3	3	3	
645700870 세토펜정	0.6667	3	3	
641600110 곰실린캡슐	0.25	3	3	

앞 처방전을 조제하기 위해서 소론도정, 세토펜정 6정(0.6667 ×3회×3일)과 곰실린캡슐은 0.25×3회×3일=2.25 캡슐을 열어 서 산제분쇄기에 넣고 갈아야 합니다. 그리고 산제분포기에 가 루약을 편평하게 만들어 총 9포(3회×3일)의 약포지에 고르게 떨 어지게 한 후 열을 가해 접합합니다.

분쇄 과정에서 소실되는 약도 소량 있고, 3캡슐을 열어서 안 에 든 가루약을 정확히 2.25캡슐로 나누는 일이 현실적으로 매 우 어렵습니다. 또한 약을 분포하는 과정에서 작은 차이가 발생 할 수 있겠지요. 따라서 현실적으로 가루약을 '정확히' 조제하기 란 사실상 불가능합니다.

또 한 가지 불편한 진실은 어쩔 수 없이 다른 처방약과 섞일 수 있다는 점입니다. 조제 중에 산제분쇄기, 산제분포기에 미세 한 가루들이 붙을 수밖에 없습니다. 그래서 성인 가루약 조제(또 는 일반적인 감기약, 위장약이 아닌 특수한 질환)의 경우 업무가 끝 난 후에 단독으로 조제하고 바로 세척하는 약국이 많습니다. 소 아들의 약과 섞이지 않게 하기 위함입니다. 성인 가루약 처방전 을 가지고 약국에 방문했을 때, 바로 약을 받을 수 없더라도 불 편을 감수해야 하는 측면이 있습니다. 소아와 성인 모두의 안전 을 위한 조치이기 때문이죠.

알고 보면 소아 가루약 처방과 조제는 우리나라만의 특이한 문화입니다. 미국을 비롯한 대부분의 국가는 성인이 먹는 알약, 캡슐을 분쇄하여 조제하도록 처방하지 않고, 알약을 먹기 어려워하는 사람을 위해 제조된 시럽제나 과립제 등으로 처방하고 조제합니다.

이렇게 시럽, 과립제로 처방 및 조제하면 많은 장점이 있습니다. 가루약에 비해 습기에 더 안정하고, 조제 시간이 단축되어 대기시간을 줄일 수 있습니다. 시럽이나 과립제는 가루약에 비해 맛이 개선되었기 때문에 아이와 보호자에게 좋습니다. 안전성 측면에서 가루약에 비해 시럽은 색깔, 용량 확인이 쉽기 때문에 오류를 줄일 수 있습니다. 또한 가루약을 조제할 때 분진이 많이 생기지만 시럽이나 과립제는 분진이 생기지 않아 조제하는 약사가 흡입할 확률이 없습니다.

제약회사에서 소아를 위한 제제를 생산해야 합니다

간단한 감기약이 아닌 심장질환, 뇌질환 등에 복용하는 약은 소아 약이라고 해도 미세하게 산제 조제를 할 수밖에 없습니다. 하지만 감기처럼 대중적으로 사용하는 약부터 시럽, 과립 형태로 안전하게 복용할 수 있게 되면 좋겠습니다.

이를 위해서 제약회사의 소아를 위한 다양한 제형 생산이 근본적인 해결책입니다. 처방하는 의사들 역시 약에 관심을 갖고 시럽, 과립제로 출시되는 성분은 시럽, 과립제로 처방할 필요가 있습니다. 이를 위해 보호자와 약사들이 알약을 갈아야 하는 처방보다 시럽이나 과립제로 처방해 달라고 요청하면 좋겠지요.

예를 들면 부루펜정이 있고, 부루펜시럽이 있습니다. 이때 부

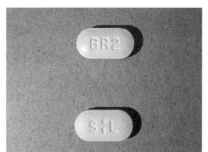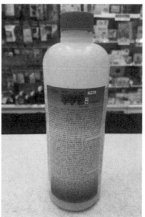

부루펜정과 부루펜시럽

루펜정 처방보다 부루펜시럽 처방이 약사와 환자에게 좋습니다. 부루펜정은 산제분쇄기로 갈아보면 약이 습기에 예민해 뭉치는 경향이 있습니다. 이는 약 조제도 불편하고, 복용하면 부루펜시럽과 달리 쓴 맛까지 납니다.

소아 가루약 문제는 사회적으로 해결되어야 할 의약품 생산과 처방의 문제입니다. 이 문제가 약사와 환자(보호자)의 갈등으로 전가되기보다 우리 사회가 한번은 되짚어 보고 조금씩 해결해 나가야 한다고 생각합니다.

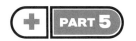

PART 5

약국에서 성인 건강 상담하기

우리 동네 약국 사용하기 3

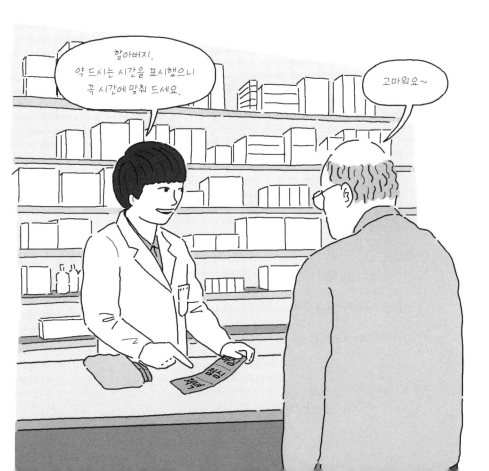

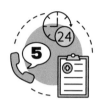

혼자 사는
노인 건강 이야기

늘픔약국이 서울시에서 하는 시범사업에 참여하면서 지역 노인들의 집에 방문하여 약물 상담을 하고 있습니다. 주로 복용하는 약의 종류가 많고, 약물에 대한 집중적인 교육이 필요한 노인들을 대상으로 합니다.

집을 방문하면서 약국에서 만났던 노인들이 평소에 무엇을 먹고, 누구와 어떻게 생활하는지 확실하게 알 수 있었습니다. 그리고 그들의 삶에서 오는 여러 감정까지 어렴풋이 느낄 수 있었습니다. 나이가 많을수록, 경제적으로 어렵거나 질환이 위중할수록 혼자 사는 것이 건강에 좋지 않다는 사실도 실감했습니다.

60대 초반의 독거 여성 A 씨

63세 여성 A

- 고혈압, 당뇨병, 퇴행성관절염, 골다공증으로 매일 11정의 약을 복용.
- 자녀가 없는 독거 상태이고 가끔 찾아오는 조카가 있음.
- 혈당 조절이 안 되고 저혈당도 자주 생겨 넘어지거나 다칠 우려가 높음.
- 환자는 약 복용을 잘한다고 하나, 방문하여 약포수를 세어보면 90일 중 24일은 복용하지 않은 것이 확인됨. 특히 저녁 약 복용을 잘 잊음.
- 규칙적인 생활 패턴이 없고 복지관이나 경로당 등 지역사회 활동이 없음.
- 건강 외에 생활 전반에 어려움을 같이 상의하고 해결할 관계망이 없음.
- 특히 아플 때 식사를 챙겨줄 사람이 없고, 배달 서비스를 이용할 줄 모르기 때문에 악순환이 해결되지 않음.
- 오르막길 끝에 엘리베이터가 없는 빌라 꼭대기에 거주. 무거운 장보기를 할 수가 없는 상태라 가끔 오는 조카가 무거운 식료품(계란, 감자, 쌀, 생수)를 사다 주는 것에 의지함.

여성 A 씨와 같은 시기에 방문했던 여성 B 씨는 가족과 함께 살고 있었습니다. A와 B 씨 모두 처음 방문하여 약을 왜 잘 복용해야 하는지, 무엇을 노력해야 하는지, 질환에 도움이 되는 생활 습관에 대해 설명했습니다. 차이가 있다면 B 씨는 함께 사는 딸에게 같은 내용을 설명했다는 점입니다.

결과적으로 B 씨가 A 씨보다 교육효과가 훨씬 좋았습니다. 환자의 의지가 꺾일 때마다 옆에서 딸이 격려와 잔소리를 하면서 도왔습니다. 병원 진료 때도 B 씨의 식습관과 여러 상황을 담당 의사에게 자세히 전달해 치료에 반영할 수 있었습니다. 반면 혼자 사는 A 씨는 평소 자신의 식습관을 객관화하여 의사에게 전달하는 것을 어려워했습니다. 특히 병원에 가지 않는 시기에 생기는 몸의 변화에 대해 설명하지 못하고 있어 B 씨와 큰 차이를 보였습니다.

5개월 동안 A와 B 씨의 집을 방문하면서 독거노인의 건강에 대해 폭넓은 고민과 배려가 필요하다고 생각했습니다. 사회가 변하면서 독거노인이 빠르게 늘고 있습니다. 과거에는 가족 내에서 해결했던 부분이 해결되지 못한 채 곪아가고 있습니다. 국가와 지역사회가 함께 독거노인에 대해 지속적인 관심과 책임을 가져야 합니다.

다행히 A 씨는 주민센터의 도움으로 장기주택담보대출을 받아 오르막길 꼭대기 집에서 벗어나 걷기 편한 곳으로 이사하고, 반찬배달 서비스도 받으면서 생활이 훨씬 편안해졌습니다. 생활이 편해지니 가까운 복지관에 나가 운동하며 이웃들과 교류도 늘어났습니다. 결국 의약품으로 해결할 수 없었던 A 씨의 건강 회복에 큰 도움이 된 것은 거주 환경 개선이었습니다.

노인이 주의해야 할
의약품

노인은 몸속에 수분이 적고 체지방이 많아 일반 성인에 비해
약이 흡수되어 퍼지는 속도가 느리고 불완전하게 이루어집니다.
위장관 기능도 약해 약물이 위에 머무는 시간이 길어져 부작용
이 생길 수 있습니다.

신장(콩팥) 기능 저하도 부작용의 원인입니다. 신장은 혈액의
불순물을 걸러 소변으로 배출하는 거름망 역할을 합니다. 그런
데 노화로 신장 기능이 나빠지는 경우 약물 배설에 문제가 생길
수 있습니다.

간은 몸속에 들어온 약을 처리하여 약효를 더하거나 독성을
줄여주는 역할을 합니다. 이러한 간의 대사능력이 노인은 일반
성인과 차이를 보입니다. 노인이 되면 간의 크기와 혈류량이 줄
어들어 약물의 대사 속도가 느려져 약효가 천천히 나타나거나
떨어질 수 있습니다.

노인이 주의해야 할 처방의약품

노인이 특히 주의해야 하는 약물들이 있습니다. 식약처에서
노인의 생리적 특성으로 부작용이 증가할 수 있는 약을 "노인이

약물계열	성분명	노인 주의사항
삼환계 항우울제	아미트리프틸린(Amitriptyline)* 아목사핀(Amoxapine) 클로미프라민(Clomipramine) 이미프라민(Imipramine)* 노르트립틸린(Nortriptyline)*	기립성 저혈압, 비틀거림, 항콜린[1]작용에 의한 구갈, 배뇨곤란, 변비, 안내압항진 등이 나타나기 쉬우므로 소량으로 신중 투여.
장기 지속형 벤조다이아제핀	클로르디아제폭시드(Chlordiazepoxide)* 클로바잠(Clobazam) 클로나제팜(Clonazepam)* 디아제팜(Diazepam)* 에틸로플라제페이트(Ethyl loflazepate)* 플루니트라제팜(Flunitrazepam)* 플루라제팜(Flurazepam) 쿠아제팜(Quazepam)	운동실조, 과진정 등이 나타나기 쉬우므로 소량부터 신중 투여.
정형 항정신병제	클로르프로마진(Chlorpromazine) 할로페리돌(Haloperidol) 레보메프로마진(Levomepromazine) 몰린돈(Molindone) 페르페나진(Perphenazine)* 피모지드(Pimozide)	추체외로 부작용(증상)[2], 항콜린성 부작용 등이 나타나기 쉬우므로 신중 투여.

* 2019년 6월 21일 시품의약품안전처 공고 기준.
* 현재 유통되고 있지 않는 성분(Dothiepin, Quinupramine, Chlorazepate, Mexazolam, Pinazeparm, Molindone, Thiothixene) 제외.
1) 몸에 신호를 전달하는 아세틸콜린이라는 물질을 차단하는 작용.
2) 뇌는 '추체로'라는 길과 '도파민'이라는 물질을 통해 온몸에 움직임을 명령할 수 있습니다. 그런데 약물로 인해 도파민의 힘이 커지면 움직이기 어렵고 더뎌지거나 떨리고 불안해지는 등의 증상이 나타납니다.

노인이 주의해야 할 처방의약품(다빈도)

(출처: 건강보험심사평가원 2018년 DUR 점검 현황)

주의해야 할 약물"로 분류하여 관리하고 있습니다. 해당 약물들은 노인 환자에게 다른 약으로 대체하거나 저용량으로 투여하는 편이 좋습니다.

앞에서 언급한 의약품은 의사의 진료를 받아야 하는 처방의
약품입니다. 그렇다면 약국에서 처방전 없이 구입하는 일반의약
품 중에 노인 환자가 주의해야 할 약들은 없을까요?

일반의약품 중 노인이 주의해야 할 약물

① 코 감기약 일부, 수면유도제 등(1세대 항히스타민제)

항히스타민제는 각종 알레르기 반응의 결과물로 생기는 히스
타민을 차단함으로써 알레르기 증상을 완화하는 약물입니다. 각
종 감기약, 비염약, 피부알레르기약에 빠지지 않고 들어가는 성
분이기도 하죠.

항히스타민제는 개발 시점에 따라 1세대, 2세대, 3세대로 나
뉘는데 오래 전에 개발된 1세대 항히스타민제는 다른 세대에 비
해 효과가 빠르고 저렴하지만 다양한 부작용을 유발합니다. 약
복용 후 입이 바짝바짝 마르고, 변비, 졸음, 안압 상승, 소변이 잘
나오지 않는 증상 등과 같은 부작용이 있습니다. 이러한 증상은
노인에게 더 심하게 나타날 수 있어 주의가 필요합니다.

특히 전립선비대증을 앓고 있는 고령 환자가 항히스타민제가
함유된 감기약을 복용한 후 소변이 나오지 않아 고통을 호소하
는 일이 심심치 않게 일어납니다. 또한 졸음, 어지러움과 같은 부

작용이 심할 경우 낙상사고, 자동차사고를 유발할 수 있으므로 각별한 주의가 필요합니다. 처방 없이 간단하게 살 수 있는 감기약이라도 이러한 점을 약사와 상의하기 바랍니다.

② 비스테로이드성(NSAIDs) 소염진통제

비스테로이드성 소염진통제는 해열, 소염, 진통 효과가 있는 약물로 대표적인 성분으로 아스피린, 이부프로펜, 나프록센 등이 있습니다. 비스테로이드성 소염진통제는 소화불량, 위장관 출혈, 신장 손상, 혈압상승 등 부작용이 발생할 가능성이 있는데, 노인에게 더 중대하게 나타날 수 있어 주의가 필요합니다.

평소 위염이나 식도염을 앓고 있거나 심부전, 고혈압 등의 심혈관계질환, 신장 기능에 이상이 있는 노인은 비스테로이드성 소염진통제 사용에 특히 주의해야 합니다. 몸살, 열, 두통 등 간단한 증상으로 진통제를 먹더라도 노인에게 비교적 적합한 약을 약사에게 추천받기 바랍니다.

③ 제산제

속쓰림이나 위통을 가라앉히기 위해 복용하는 제산제는 알루미늄이나 마그네슘 성분이 포함되어 있는 제품이 많습니다. 알루미늄이 포함된 제산제는 변비가 나타날 수 있지만, 마그네슘이 포함된 제산제는 반대로 설사를 일으켜 탈수를 유발할 수 있습니다. 일반 성인은 이러한 부작용이 발생하더라도 회복이 빠르지만, 노인은 회복이 더디고 다른 약을 복용해야 하는 상황으로 이어질 수 있어 많은 주의가 필요합니다.

약이 많고 부작용이 걱정돼 먹기 싫어요

약사: 어르신, 오늘 처방받은 당뇨약, 관절약, 호흡기약 나왔어요.

환자: 아이고~ 약이 한 보따리네. 약만 먹어도 배가 불러? 약 먹다가 하루가 다 간다니까.

"약만 먹어도 배부르다."는 말은 전국 모든 약국에서 들을 수 있는 말입니다. 노인 환자 중 약을 너무 많이 먹는다는 걱정에 스스로 약을 안 먹곤 합니다. 대개 이런 환자는 병원에 가서 의사에게 혼나기 싫어 약을 먹지 않은 사실을 숨깁니다. 그러면 의사는 '이 약이 잘 안 듣는군. 용량을 늘리고, 약을 추가해봐야겠어.'라고 생각할 수밖에 없습니다.

고혈압약과 심장질환 약, 심부전

혹시 심부전에 대해서 알고 있나요? 심장은 머리끝부터 발끝까지 혈액을 쭉쭉 내뿜고, 다시 빨아들여 순환을 책임지는 탄력성 있는 기관입니다. 심장의 이런 펌프 기능에 이상이 생기면 온몸에 혈액이 제대로 공급되지 않겠죠. 그래서 계단을 몇 걸음만 올라가도 숨이 차고, 발목이나 온몸이 붓습니다. 혈액을 밀어내기 힘들어지기 때문에 심장이 더욱 압박을 받게 되어 계속 악화될 수 있는 질환입니다.

이러한 심부전의 가장 큰 원인은 협심증, 심근경색 같은 심장혈관질환입니다. 오랫동안 고혈압이 지속되면 심장 근육이 그만큼 비대해지고, 탄력이 떨어져 심부전이 나타나게 됩니다. 고혈압약, 심장질환 약은 정상 혈압을 유지하도록 도와주고, 혈액이 굳거나 끈끈해지지 않고 부드럽게 흐르도록 합니다. 그렇게 되면 자연스럽게 심장에 가해지는 압력이 줄어들어 심부전이 생길 확률이 낮아지겠죠.

고혈압, 협심증 등이 있는 환자가 현재 불편한 증상이 없다고 약을 챙겨 먹지 않다가 증상이 나타난 후에 약을 다시 먹어도 이미 늦습니다. 한번 변형된 심장은 예전으로 되돌릴 수 없습니다. 약국에 오는 환자들에게 심부전을 합병증이라고 말하면 경각심 없이 받아들이지만 심부전에 대해 자세히 설명하면 대부분은 심각하게 받아들입니다. 여러 합병증 중에 심부전에 대해 확실히 인지하고 고혈압약, 심장질환 약을 규칙적으로 복용하기 바랍니다.

당뇨는 모든 혈관을 망가뜨려요

많은 사람이 당뇨병을 알고 있다고 생각하지만, 원인과 증상을 아는 사람은 많지 않습니다. 그래서 환자들과 대화할 때 역으로 질문하기도 합니다.

"당이 높으면 정확히 뭐가 문제인지 아세요?"

환자 대부분이 대답을 못 하고 머뭇거립니다. 그러면 "혈관이 다 망가져요."라고 설명합니다. 건강한 사람의 혈액을 설탕물로 비유한다면, 당뇨가 있는 사람의 혈액은 꿀물에 비유할 수 있습니다. 혈액이 꿀물처럼 아주 달고 끈적끈적하기 때문에 산소 운반이 제대로 안 되고, 혈관에는 자꾸 염증이 생겨 좁아지거나 막힐 수 있습니다. 예를 들어 고무호스에 끈적끈적한 꿀물이 계속 흘러가고 있다고 생각하면 이해하기 쉽습니다.

우리 몸은 머리끝부터 발끝까지 혈관이 없는 곳이 없습니다. 특히 신장(콩팥)과 눈에는 가늘고 약한 혈관이 아주 많습니다. 이런 혈관일수록 당뇨로 쉽게 손상되기 때문에 콩팥이 망가지거나 실명하는 미세혈관 합병증이 발생할 수 있습니다. 이러한 합병증은 혈당조절을 잘한다면 충분히 예방할 수 있습니다.

이 외에도 큰 혈관이 있는 심장도 손상되어 심근경색이 생길수 있고, 혈액이 도달하기 힘든 발에 사소한 상처가 낫지 않아 절단까지 해야 하는 상황이 생길 수 있습니다. 이를 대혈관 합병증이라고 하는데 혈당뿐 아니라 혈압, 콜레스테롤도 함께 관리해야 예방할 수 있습니다.

당뇨병에 대해 너무 겁먹을 필요도 없지만 "당뇨병은 혈관병이다."라고 인지하고 약을 규칙적으로 먹어야 한다는 사실을 명심해야 합니다.

혈압약은 한 번 먹으면 평생 먹어야 한다던데

환자: 약사님, 최근 한 달간 혈압이 계속 이 정도 나오는데 괜찮나요? 현재 복용 중인 약은 없어요.

약사: 혈압이 꽤 높네요. 혹시 병원에서 진료받으셨어요?

환자: 아니요. 근데 주위에서 혈압이 높으면 머리가 깨질 듯이 아프다고 하던데, 저는 평소에 그런 증상이 전혀 없어요. 그리고 혈압약은 한 번 먹으면 평생 먹어야 한다고 하던데 무슨 약이든 오래 먹어서 좋을 거 없잖아요.

"혈압약은 한 번 먹으면 평생 먹어야 한다던데 맞나요?"

혈압약을 처음 먹거나 계속 먹는 환자들에게 가장 많이 듣는 질문입니다. 과연 맞는 말일까요?

이 물음에 숨겨진 환자들의 진짜 궁금증은 "첫째, 혈압약은 한 번 먹기 시작하면 약에 '내성'이 생겨 약이 점점 늘어나고 평생 먹어야 한다?", "둘째, 혈압약을 먹다가 끊으면 먹기 전보다 혈압이 더 올라간다?", "셋째, 혈압약도 약이기 때문에 오래 먹으면 몸을 망가뜨린다?"입니다.

내성이 생긴다?

내성이 생기는 약은 보통 항생제와 수면제입니다. 내성은 예전에 잘 듣던 약이 안 듣는 경우를 말하죠. 그런데 혈압약은 한동안 끊었다가 다시 복용해도 똑같이 잘 듣습니다. 혈압약은 내성을 걱정할 필요가 없습니다.

혈압은 '피가 얼마나 강한 힘으로 혈관을 밀어내는지'를 수치화한 것입니다. 혈액을 수돗물에, 혈관을 수도관에 비유하면 혈압은 수도관에서 물이 얼마나 강한 힘으로 콸콸 나오는지를 뜻합니다.

혈압은 5~10분 간격으로도 계속 달라지지만 나이가 들면서 혈관이 딱딱해지고 좁아지면 자연스레 높아집니다. 그래서 처음

한 가지로 시작했던 혈압약이 점차 개수가 늘어나는 것입니다.
이때 '혈압약에 내성이 생겼다.'고 오해하기 쉬운데 그보다 '내
혈압이 한 가지 혈압약으로 조절되지 않는 상태로 변했다.'고 이
해하는 편이 바람직합니다.

먹다가 끊으면 먹기 전보다 혈압이 더 올라간다?

한 의사가 고혈압을 시력에 비유한 이야기를 들었는데, 고혈
압 설명 중 가장 이해도 쉽고 인상적이었습니다. "시력이 좋지
않을 때 안경을 쓰면 잘 보이다가, 다시 안경을 벗으면 원래대로
안 보이죠? 고혈압 역시 마찬가지입니다." 혈압이 높아서 약을
먹었더니 혈압이 낮아지고 약을 끊으면 원래 높았던 혈압으로
돌아오는 것입니다.

오래 먹으면 몸이 망가진다?

"혈압약을 오래 먹으면 몸이 다 망가진다." 혹은 "혈압약을 많
이 먹었는데 콩팥이 다 망가졌다."는 환자들의 말을 종종 듣습
니다.

평소에 감기에 걸리면 어떤가요? 기침, 가래, 콧물 때문에 생
활이 많이 불편합니다. 그러다 보니 스스로 약을 챙겨 먹습니다.
고혈압이 생기면 어떻죠? 고혈압이 생기기 전과 다를 바 없이 생

활에 불편함이 전혀 없습니다. 그래서 약 복용을 잊고 소홀히 하기 쉽습니다. 고혈압은 천천히 그리고 조용히 우리 몸의 크고 작은 혈관들을 망가뜨립니다. 고혈압을 방치하면 너무 강한 혈압에 견디지 못한 혈관이 찢어지고 터집니다. 결과적으로 심장과 콩팥이 망가지고, 뇌혈관이 터질 수 있습니다. 고혈압으로 몸이 망가진 것은 오랫동안 혈압약을 먹어서가 아니라 고혈압이 조절되지 않았기 때문입니다.

이제 왜 고혈압을 잘 관리해야 하는지, 혈압이 높으면 왜 혈압약을 먹어야 하는지 이해가 되나요? 고혈압은 당장 불편한 증상이 없습니다. 하지만 고혈압으로 생길 수 있는 합병증 예방을 위해 규칙적인 약 복용과 짜게 먹지 않는 식습관, 운동 등 생활습관 교정 노력이 필요합니다.

고기도 많이 안 먹는데
고지혈증인가요?

고지혈증은 혈액 속 지방(LDL 콜레스테롤, 트리글리세라미드 혹은 중성지방) 수치가 기준보다 높은 것을 말합니다. 사실 좋은 콜레스테롤HDL이 너무 낮은 것도 문제라, 이런 상태를 통틀어 '이상지질혈증'이라고 부릅니다.

많은 사람이 고기를 많이 먹어서 고지혈증이 생긴다고 알고 있지만 80%는 본인 탓이 아닙니다. 이게 무슨 뜻일까요? 기본적으로 고지혈증은 유전적 요인으로, 간에서 콜레스테롤을 많이 만들어 내는 경우에 생기는 것이 대부분입니다.

이와 반대로 콜레스테롤의 배출을 도와주는 호르몬이 감소해도 고지혈증이 생길 수 있습니다. 바로 갑상선호르몬과 여성호르몬이 이에 해당합니다. 갑상선 기능 저하가 있거나 여성호르몬 분비가 줄어드는 갱년기에 접어들면 콜레스테롤 수치가 높아질 수 있습니다. 자신의 노력으로 어쩔 수 없는 요인이 분명 존재하기 때문에 약을 복용해 교정하지 않으면 다시 이상지질혈증 상태로 돌아간다는 의미이기도 합니다.

이상지질혈증은 꼭 치료해야 하나요?

이상지질혈증은 핏속에 불필요한 지방이 많은 상태입니다. 처음에는 별 문제가 없을 수 있지만 시간이 지날수록 기름때가 혈관 벽에 달라붙기 시작합니다. 결과적으로 혈관이 좁아지고 딱딱해지는 동맥경화증(혹은 죽상경화)으로 진행합니다.

동맥경화증은 혈관이 있는 부위라면 어디든 생길 수 있습니다. 특히 뇌혈관에 동맥경화가 생기면 중풍이라 부르는 뇌졸중이 생기고, 관상동맥(심장 근육에 산소와 영양분을 공급하는 혈관)에 생기면 협심증 또는 심장마비가 올 수 있습니다. 이러한 합병증을 예방하기 위해 이상지질혈증은 반드시 치료해야 합니다.

어떤 음식을 주의해야 하나요?

이상지질혈증을 진단받은 환자들에게 '조심해야 하는 음식'에 대한 질문을 많이 받습니다. 일반적으로 콜레스테롤을 많이 함유하고 있다고 알려진 새우, 게, 가재 등을 절대 먹으면 안 된다고 생각하는 환자가 많습니다. 하지만 이런 음식들은 생각보다 콜레스테롤을 많이 올리지 않습니다.

오히려 주의가 필요한 음식은 따로 있습니다. 바로 커피와 포화지방입니다. 커피콩에는 카페스톨이라는 식물성 지방이 함유되어 있습니다. 이는 몸속에 들어와 혈중 콜레스테롤 수치를 높일 수 있습니다. 물론 모든 커피가 콜레스테롤을 높이지 않습니다. 커피를 내리는 과정에서 필터를 통해 카페스톨이 제거되었다면 문제가 되지 않습니다. 드립커피는 종이 필터를 통해 카페스톨이 제거되지만 아메리카노, 에스프레소, 캡슐커피 등은 카페스톨 제거가 어렵다고 합니다. 따라서 콜레스테롤 수치가 높고 그 원인을 찾았을 때 커피를 자주 마시고 있다면 커피를 먼저

콜레스테롤 함량이 높은 음식	중성지방을 높이는 당질 함량이 높은 음식
곱창, 간, 생선의 내장, 생선알, 달걀노른자, 메추리알노른자, 육류 기름, 닭껍질, 햄, 베이컨, 소시지, 오징어, 장어, 새우, 우유, 버터, 마가린, 감자칩, 튀긴 음식, 기름진 탕류 (설렁탕, 추어탕, 곰탕 등)	쌀(백미), 국수, 떡, 고구마, 감자, 빵, 설탕, 엿, 케이크, 청량음료, 통조림, 과일

콜레스테롤 및 당질 함량이 높은 음식

(출처: 보건복지부, 대한의학회)

중단해보면 도움이 될 수 있습니다.

커피와 함께 콜레스테롤을 높이는 주요 원인은 포화지방입니다. 포화지방은 콜레스테롤 생성을 촉진하고 제거를 방해해 혈중 콜레스테롤 수치를 높입니다. 대표적인 음식은 코코넛유, 버터, 팜유, 삼겹살, 라면, 튀김, 커피믹스, 과자 등입니다.

그렇다면 앞서 언급한 새우, 게, 계란과 같이 콜레스테롤이 많은 음식을 마음껏 먹어도 될까요? 그렇지 않습니다. 커피, 포화지방 섭취를 조절했는데도 콜레스테롤 수치가 여전히 높다면 콜레스테롤이 많이 함유된 음식을 줄여볼 수 있습니다. 무엇이든 과하면 해가 될 수 있기 때문입니다.

앞에서 언급한 것처럼 콜레스테롤과 별개로 중성지방이 과도하게 높아도 이상지질혈증이라고 합니다. 중성지방은 잉여 에너지 비축에 주로 쓰입니다. 단순당(콜라, 주스, 케이크, 과자 등)과 정제된 탄수화물(백미, 국수 등)을 과도하게 섭취하면 칼로리가 남아돌아 중성지방으로 쌓입니다. 특히 술은 중성지방을 높이는 주요 원인으로 꼽힙니다. 만약 중성지방 수치가 높다면 수치 조절을 위해 금주가 필요합니다. 금주로 중성지방 수치를 80%까지 줄일 수 있습니다.

열심히 운동해도 좋아지지 않아요

그렇다면 운동이 도움이 될까요? 답은 '운동 효과도 어떤 수치가 높냐?'에 달려 있습니다. 유산소 운동은 '중성지방'이 높은 이상지질혈증에 효과적입니다. 운동으로 수치가 조절되지 않는다면 이는 콜레스테롤LDL 수치가 높은 이상지질혈증이기 때문입니다. 콜레스테롤은 칼로리로 소모되는 지질이 아닙니다. 콜레스테롤이 높은 이상지질혈증은 약물 치료가 가장 효과적입니다. 생활습관보다 유전 요인이 더 큰 원인이기 때문입니다. 특히 심근경색, 협심증, 뇌경색, 경동맥협착, 합병증이 있는 당뇨 환자, 만성 콩팥병 환자 등은 콜레스테롤 수치와 상관없이 반드시 약물을 복용하도록 하고 있습니다.

이와 달리 중성지방은 칼로리로 소모되는 지방이기 때문에 중성지방이 높은 이상지질혈증은 꾸준한 운동으로 얼마든지 개선할 수 있습니다. 그렇다고 콜레스테롤이 높거나 좋은 콜레스테롤HDL이 낮은 이상지질혈증이라고 운동이 필요 없다는 뜻이 아닙니다. 유산소 운동이 심혈관계질환을 예방할 수 있다는 점에서 논란의 여지가 없습니다. 이상지질혈증 치료도 결국 심혈관계 합병증을 예방하기 위함입니다. 운동으로 단순히 눈에 보이는 콜레스테롤 수치를 낮춘다는 목표보다 적정 체중을 유지하고 혈압, 당뇨 등 다른 만성질환을 예방한다는 목표로 접근하는 편이 바람직합니다.

수면제는 중독되나요?

충분한 수면을 취하지 못해서 발생할 수 있는 위험은 고려하지 않은 채 수면제의 위험만 생각하여 오랜 시간 잠을 못 자는 사람들을 만날 때마다 안타깝습니다. '잠이 보약'이라는 말처럼 수면은 휴식 이상의 의미를 가집니다. 자는 동안 스트레스로부터 몸이 회복되고, 면역체계도 가동되기 때문입니다.

잠들기 어렵거나 자다가 자주 깨는 수면장애는 고혈압, 우울증, 방광염, 대상포진 등 다양한 질환을 유발할 수 있습니다. 그러므로 수면제에 대한 막연한 공포보다 정확한 정보를 알고 활용할 필요가 있습니다.

수면제, 처방전 없이 살 수 있어요?

수면제는 처방전이 필요한 약이지만 '수면유도제'는 약국에서 처방전 없이 구할 수 있는 의약품입니다. 감기약이나 알레르기 약의 졸음 부작용을 역으로 이용해 개발된 것이 바로 수면유도제입니다. 일시적 불면증이나 정도가 심하지 않아 진료받지 않는 경우에 사용하면 도움이 됩니다.

약국에서 판매하는 수면유도제는 크게 두 가지입니다. 독시라민doxylamine과 디펜히드라민diphenhydramine 성분입니다. 일반적으로 약 복용 후 30분~1시간 후에 효과가 나타나기 때문에 잠자기 30분 전 복용합니다. 습관성이 거의 없어 비교적 안전한 약으로 알려졌지만 부작용이 아예 없지는 않습니다.

감기약을 먹으면 입이 바짝 마르고 간혹 변비가 오거나 소변이 잘 나오지 않는 증상을 혹시 경험한 적 있나요? 모두 '항히스타민제'의 부작용 때문입니다. 이러한 특징 때문에 녹내장, 전립선비대증, 천식 환자 등은 복용하면 안 됩니다.

사람마다 차이가 있을 수 있지만 다음 날까지 잠이 덜 깨고 몽롱한 상태로 이어질 수 있습니다. 따라서 수면유도제를 처음 복용하는 사람이라면 이러한 부작용을 최소화하기 위해 상대적으로 약효가 짧게 유지되는 디펜히드라민으로 시작하고 저용량으로 복용하는 편이 좋습니다.

수면유도제는 앞서 언급한 대로 약을 계속해서 찾는 습관성은 없지만, 장기적으로 복용하면 약효가 떨어지는 내성이 생길 수 있습니다. 그래서 2주 이상 복용을 권장하지 않습니다. 또한 장기 복용하면 인지능력이 떨어질 수 있다는 연구도 있기 때문에 주의가 필요합니다.

처방전이 필요한 수면제

① 잠들게 도와주는 수면제

졸피뎀(예. 스틸녹스®, 졸피드® 등)과 트리아졸람(예. 할시온®, 졸민® 등)이 대표적입니다. 잠들게 도와주는 약으로 잠들기가 어렵지만 한번 잠들면 아침까지 깨지 않고 자는 사람들에게 효과적입니다. 15분 이내로 빠르게 효과가 나타나기 때문에 자기 직전에 복용합니다. 약효도 비교적 짧은 편입니다.

약효가 짧아 새벽에 잠이 깨면 오히려 낮에 졸리고 멍한 느낌이 날 수 있습니다. 이렇게 되면 낮에 에너지를 제대로 사용하지 못해 결국 밤에 수면을 방해합니다. 이러한 악순환이 반복되면 수면제에 의존할 확률이 커질 수 있죠. 약을 먹고 새벽에 자주 깬다면 전문가와 다시 상담할 필요가 있습니다.

약을 갑자기 중단하면 잠이 안 오고 불안해지는 금단현상과 습관성이 생기기 쉽습니다. 매일 복용하기보다 잠이 안 올 때만 복용하는 편이 좋습니다. 최근 언론에 보도되었듯이 졸피뎀을 먹은 후 자신도 모르게 음식을 먹거나 외출하는 등 몽유병 증상이 부작용으로 보고되고 있습니다. 이때는 즉시 약을 중단하고 전문가와 상담해야 합니다.

② 수면 유지를 도와주는 수면제

자는 도중 자주 깨거나 일찍 잠에서 깨지 않도록 수면 유지를 도와주는 수면제도 있습니다. 로라제팜(예. 아티반®), 디아제팜 (예.디아제팜®) 등이 대표적이며 신경안정제로도 사용됩니다. 수면을 유도하는 수면제보다 약효가 늦게 나타나지만 지속 시간이 8~12시간 정도로 길다는 특징이 있습니다.

습관성이나 금단현상이 발생할 가능성은 희박하지만 부작용으로 졸음, 시야흐림, 입마름 등이 비교적 흔하고, 사고력이 떨어지거나 떨림, 불안 등이 나타날 수 있습니다. 오전까지 몽롱한 상태가 이어질 경우 자칫 사고가 발생할 수 있으므로 의사와 상의하여 약을 조절해야 합니다. 이러한 약물들 역시 장기 복용을 권장하지 않습니다.

수면에 방해되는 생활습관을 피해야 합니다

커피, 녹차, 홍차, 에너지드링크와 같이 각성 효과가 있는 카페인 음료를 줄여야 합니다. 술을 마시면 잠이 잘 오는 것 같아 지속적으로 마시는 사람들이 있는데, 술은 오히려 숙면을 방해해 잠에서 쉽게 깰 수 있습니다. 자기 전 흡연, 지나친 포만감이나 공복감, 잠자기에서 스마트폰 사용 역시 수면을 방해합니다. 10분 이상 잠이 오지 않는다면 오히려 독서와 같은 단순한 활동이 수면에 도움이 됩니다.

위장약은 왜 먹어도
낫지 않나요?

소화불량이나 속쓰림, 역류성식도염 등 위장 문제로 약을 받아가는 환자들 중에 오랜 기간 위장약을 먹었다고 말하는 사람들이 있습니다. 이들은 '약을 먹으면 괜찮은데 안 먹으면 또 불편한 증상이 나타난다.' 혹은 '약을 먹어도 낫지 않고 계속 아프다.'라는 말을 합니다. 그러면서 약을 계속 먹어도 괜찮은지 걱정을 내비칩니다.

이런 경우는 약이 문제가 아니라 생활습관이 문제일 때가 많습니다. 위염, 위궤양, 역류성식도염 등은 교과서에도 4~8주간 치료하게 되어 있습니다. 하지만 치료가 끝나지 않고 치료기간이 계속 길어지면, 증상이 나아졌다고 2주 만에 약 먹기를 게을리 하지 않았나 생각해보아야 합니다. 또한 생활습관과 가장 밀접한 질환인 만큼 평소 생활을 되짚어봐야 합니다.

위장을 손상시키는 약을 먹는다면

위염, 위궤양은 소염진통제, 아스피린 등 약물에 의해서 생길 수 있습니다. 이는 약이 작용하는 과정에서 위장 보호 기능을 떨어트리기 때문입니다. 이러한 약을 먹고 위염이 생겼다면 복용을 지속할지, 다른 약으로 변경할지 여부를 전문가와 상담할 필요가 있습니다.

헬리코박터균이 살고 있다면

헬리코박터균은 위장 내 기생하는 세균입니다. 우리나라 성인의 절반 가량이 감염됐을 정도로 높은 감염률을 보입니다. 보통 세균은 강한 산성 환경인 위장에서 살아남지 못하지만 헬리코박터균은 그 환경에서 살아남을 만큼 강한 균입니다.

헬리코박터는 사람에서 사람으로 전파되는 것으로 알려져 있습니다. 항문에서 구강으로, 입에서 입의 경로로 전염됩니다. 아직도 많은 사람이 찌개나 국을 같이 떠먹거나 술잔 돌리기 등이 주된 감염 원인이라 알고 있습니다. 하지만 실제 그 비율은 비교적 낮은 것으로 알려져 있습니다. 오히려 대변에 오염된 물이 우물이나 약수를 오염시켜 그 물을 마시면서 생기는 확률이 더 높습니다.

헬리코박터균에 감염되었다고 해서 무조건 치료해야 하는 것은 아닙니다. 하지만 위궤양이나 십이지장궤양 등 문제를 일으켰을 때는 반드시 치료해야 재발을 줄일 수 있습니다. 그 외에 위 점막이 얇아진 위축성 위염을 앓고 있거나 가족 중에 위암이 있었던 사람들에게 헬리코박터균이 발견되면 치료가 위암 예방에 도움이 됩니다.

치료는 1~2주 동안 두 가지 이상의 항생제를 이용해 균을 없애는 제균 치료를 합니다. 입이 쓰거나 복통, 묽은 변 등의 부작용이 나타날 수 있지만 성공률은 70~80%로 높은 편이기 때문에 정해진 치료기간 동안 약을 잘 먹느냐가 중요합니다.

나쁜 생활습관을 바꾸지 않는다면

위장은 음식이 계속 드나드는 공간입니다. 약물 치료만으로 완치를 기대하기보다 생활 관리를 병행하는 것이 중요합니다. 위에 자극을 주는 맵고 시고 기름진 음식은 줄여야 합니다. 식사

후 바로 눕는 습관도 역류성식도염을 유발하니 주의가 필요합니다. 야식을 피하고 최소 잠자기 2시간 전에는 식사를 마무리하는 편이 좋습니다. 흡연은 위산으로부터 위를 보호할 수 있는 물질이 만들어지는 것을 방해하고, 위장 안의 음식이 식도로 역류하지 않게 하는 식도 괄약근 운동을 방해합니다. 술 역시 식도 괄약근 운동을 방해하고 위산을 증가시켜 증상을 악화시킵니다. 위나 소장의 내용물이 식도로 역류하여 염증과 통증을 일으키는 역류성식도염을 앓는 환자들은 술과 담배를 끊어야 합니다.

위장질환은 위장에 통증을 느끼는 문제에서 음식을 잘 먹지 못하고 소화하지 못하는 문제로 이어져 빈혈이나 골다공증 등 2차 질병을 유발합니다. 이를 방지하기 위해서는 잘못된 생활습관 교정과 약속된 치료기간을 지키는 일이 무엇보다 중요합니다.

저혈당 조심하세요!
뭐라고? 나 고혈당이야!

#1
약사: 어머님, 지난번 약 드시는 동안 저혈당 증상이나 다른

불편한 증상이 없으셨나요?

환자: 약사님도 참, 내가 당이 높아서 약을 먹는 사람인데. 저혈당이 되면 좋은 거 아닌가요?

약사: 어머님처럼 당뇨가 있으신 분들은 항상 고혈당인 게 아니라 고혈당과 저혈당을 오르락내리락할 때가 많아요. 그리고 저혈당이 왔을 때 제대로 대처 하지 않으면 쓰러질 수 있어요.

환자: 그래요? 혈당은 낮을수록 좋은 거 아니었어요?

#2

약사: 아버님, 지난번보다 당뇨약이 줄었네요. 혹시 지난번에 저혈당 증상이 있었나요?

환자: 지난번 약이 나한테 강했는지 저혈당이 너무 자주 왔어요. 거의 죽다 살아났어요.

약사: 아, 그러셨구나. 이번에 약이 조절되긴 했지만 혹시나 저혈당이 다시 오면 대처할 수 있도록 포도당캔디나 주스 같은 저혈당 대처식품을 잘 챙겨서 다니시는 게 좋겠어요.

환자: 안 그래도 주변 사람들이 저혈당엔 초콜릿이 좋다고 해서 항상 주머니에 넣고 다니고 있어요. 근데 지난번엔 초콜릿을 먹어도 빨리 회복이 안 되더라고요.

당뇨병은 알아도 저혈당은 모른다

당뇨병을 진단받은 지 얼마 되지 않았거나 오래전에 진단받았지만 저혈당에 대해 모르는 환자가 많습니다. 이는 당뇨가 혈당을 조절하는 능력이 떨어져서 생기는 병인데 단순히 '혈당이 높아서' 생기는 병이라고만 생각하기 때문입니다.

당뇨병은 고혈당과 저혈당이 반복되면서 다양한 문제가 일어날 수 있습니다. 특히 저혈당이 왔을 때 대처하지 못하면 혈당만을 에너지로 사용하는 뇌 기능에 치명적일 수 있습니다.

저혈당, 알아야 대처한다

일반적으로 혈당이 60mg/dl이하인 경우를 저혈당이라고 합니다. 그런데 60mg/dl 이상이라도 혈당이 급격하게 떨어지는 경우에 저혈당 증상이 나타날 수 있습니다. 그렇다면 저혈당 증상은 어떻게 나타날까요?

끼니를 거른 후에 손이 심하게 떨린 경험이 있나요? 저혈당 증상은 '심하게 배가 고플 때' 증상과 유사합니다. 저혈당이 되면 심장박동이 빨라지고, 손이나 몸이 떨립니다. 심하면 식은땀이 나면서 어지럽고, 불안한 증상 등이 나타나서 넘어지거나 교통사고 등으로 이어지기도 합니다.

저혈당 증상이 나타나면 가장 큰 문제가 뇌 손상입니다. 뇌는

당(포도당)을 유일한 에너지원으로 사용합니다. 저혈당 상태가 일정 시간 지속되면 뇌 기능에 치명적인 손상이 발생합니다. 이 때는 당분을 되도록 신속하게 공급하는 일이 중요합니다.

저혈당 응급식품으로 초콜릿이나 아이스크림을 먼저 떠올릴 때가 많은데, 초콜릿이나 아이스크림은 당과 지방이 많아 혈당을 빠르게 올리기 어렵습니다. 음료수 반 컵이나 사탕 3~4개, 포도당캔디 등이 효과적입니다. 먹은 후 10~15분이 지나도 저혈당 증상이 계속되거나 혈당이 여전히 낮다면 반복해서 먹습니다. 정상 혈당으로 회복된 이후에는 저혈당 재발을 막기 위해 식사를 하거나 간식을 먹어야 합니다.

이처럼 당뇨 환자들은 저혈당에 대비해 저혈당 응급식품을 항상 가지고 다녀야 한다는 사실을 잊지 말아야 합니다.

저혈당은 왜 나타나는 것일까?

저혈당이 나타나는 원인은 크게 세 가지입니다. 첫째 갑자기 식사량이 줄었거나 끼니를 걸렀을 때, 둘째 무리한 운동을 했을 때, 셋째 당뇨약 용량 및 용법을 제대로 지키지 않았을 때입니다.

몸에서 당분을 이용하지 못해 고혈당과 저혈당을 반복하는 당뇨 환자는 규칙적인 식사가 중요합니다. 운동은 가급적 공복 시간을 피하고 운동 전후로 혈당을 체크해야 합니다. 당뇨약은 복용 후 끼니를 거르면 안 됩니다. 끼니를 거르거나 하루에 한 알 먹는 약을 두 알 먹으면 저혈당 위험이 생길 수 있으므로 정해진 용법과 용량을 지키는 일이 굉장히 중요합니다.

약을 이렇게
오래 먹어도 되나요?

환자: 약사님, 피검사하면 항상 정상인데 왜 혈압약, 고지혈증 약을 계속 먹으라는 거죠?

약사: 합병증 예방 차원입니다.

환자: 그럼 매번 약도 똑같은데 그냥 6개월분을 한 번에 주면 안 되나요?

약사: 오래 관리하는 질환일수록 약에만 의존하면 안 돼요. 의사, 약사랑 자주 만나고 잔소리도 들으셔야죠.

만성질환 약은 치료가 아닌 예방

만성질환 약으로 병을 치료한다기보다 몸을 관리한다고 생각하는 편이 좋습니다. 몸의 혈압이 높은 상태로 유지되면 몸속 기관들이 손상됩니다. 합병증의 대표적인 예로 심장이 제 기능을 못 하는 심부전, 심근경색, 협심증과 뇌에 문제가 생기는 뇌출혈, 뇌졸중, 신장 기능을 망가트리는 신장경화, 신부전 등이 있습니다. 고혈압을 '침묵의 살인자'라고 부르는 이유입니다. 따라서 '며칠 약을 안 먹어도 괜찮겠지' 하는 생각은 위험할 수 있습니다. 다른 만성질환도 비슷한 원리라고 생각하면 됩니다.

계속 약을 먹어야 할까요?

만성질환 약을 복용하는 환자들은 "피검사 수치가 좋아졌는데 왜 계속 약을 먹어야 할까요?"라는 질문을 많이 합니다. 피검사를 했을 때 수치가 좋아진 이유는 약을 복용하고 있기 때문입니다. 약을 먹고 수치가 좋아졌다고 약을 임의로 먹지 않는다면 수치는 약 먹기 전으로 돌아갑니다.

가끔 약이 줄어드는 경우가 있습니다. 이때는 피검사 결과 수치가 정상보다 낮게 나와 약효가 너무 세다고 판단될 때 일어납니다. 만약 피검사 결과가 정상이라면 약효가 내 몸에 딱 맞게 작동하고 있다고 생각하면 좋겠습니다.

계속 같은 약인데 병원에 안 가면 안 되나요?

보통 만성질환 약은 한 달씩 처방이 나옵니다. 금세 한 달이 지나가죠. 매번 받는 약이 같으니 병원에 가기도 귀찮아집니다.

이럴 때 환자에게 세 가지를 강조합니다.

첫째, 의사도 혈압, 당뇨 등의 수치가 오랜 기간 안정적이라면 내원 횟수를 줄여줍니다. 환자도 상태가 꽤 안정적이고, 업무가 바쁘다면 두 달에 한 번 병원에 와도 될지 상의해도 좋습니다. 외국의 경우 의사가 지정한 횟수만큼 처방전을 재사용 할 수 있게 하는 제도가 있습니다. 그러나 이 경우도 오랜 기간 만성질환이 안정적으로 관리되는 환자에 한합니다.

둘째, 환자가 두 달에 한 번 병원에 오면 1년에 6회, 석 달에 한 번 병원에 오면 1년에 4회 오는 셈입니다. 만성질환자에게 이 횟수는 적으면 적었지 많지 않습니다. 과로, 폭식, 불면 등 갑자기 생기는 건강 변화에 대처하기엔 오히려 너무 적습니다.

셋째, 많은 환자가 걱정하는 약 부작용, 합병증 예방을 위해서 병원과 약국은 말하지 않는 많은 사항을 점검합니다. 고지혈증 약을 먹다 보면 간 수치가 올라가는 경우가 종종 있습니다. 당뇨 때문에 신장 기능이 떨어지기도 합니다. 초기에는 증상이 거의 없기 때문에 이런 검사를 제때 하지 않으면 발견했을 때는 이미 늦을 수 있습니다.

바쁜 일상에서 버거울 수 있지만 오히려 1년에 12회, 병원 가는 시간을 '내 건강에 대해서 돌아보는 시간'이라고 생각했으면 좋겠습니다.

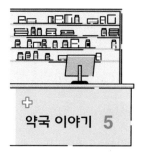

약사가 집으로 찾아갑니다

"방문약료 서비스를 아시나요?"

약사가 집으로 찾아가는 서비스에 대해 들어보셨나요? 생소하게 들리겠지만 '방문약료 서비스'(약사의 가정 방문)는 필요성이 점점 커지고 있습니다.

우리나라는 고혈압, 당뇨, 천식, 뇌졸중 등 만성질환자가 늘어나는 추세이고 5개 이상의 약을 복용하는 노인이 10명 중 4명이라고 합니다. 일본, 캐나다, 호주 등은 거동이 불편하거나 수술 후 퇴원한 사람들에게 약사가 직접 찾아가서 약 정리와 약물 교육을 하고 의사, 간호사에게 의견을 전달하는 서비스가 이미 보편화되어 있습니다. 우리나라도 서울, 경기, 전남, 전북, 부산 등 지자체와 건강보험공단을 중심으로 '방문약료 서비스'가 활발하게 생겨나고 있습니다.

약사가 방문하면 뭘 해줄 수 있나요?

약국에서 약을 조제하면서 '어르신이 정말 잘 드실 수 있을

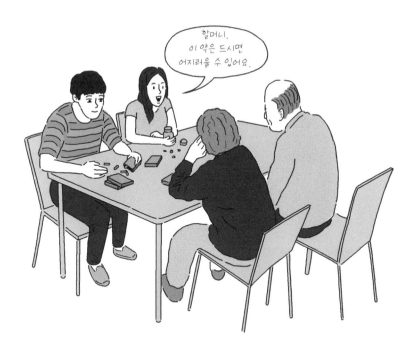

까?' 하는 걱정이 앞설 때가 있습니다. 막상 가정을 방문해보면 환자들도 생소한 경험이라 약사가 무엇을 해줄 수 있는지 모릅니다. 2~3회 찾아가서 익숙해지면 그때부터 질문도 많아지고 "아, 이런 서비스가 있어서 너무 좋아요."라고 말하는 환자가 많습니다.

어지럽게 널려 있는 약들을 먹기 편하게 정리하는 일이 필요하고 시급합니다. 젊은 환자들은 인터넷으로 찾아보거나 약봉투에 적힌 설명서를 읽어보며 그때그때 정리할 수 있지만, 노인 환자들은 어느새 쌓여가는 약이 어떤 약인지 모르고 방치하는 경우가 많습니다. 심지어 사용기한이 지난 약들이 섞여 있을 때도

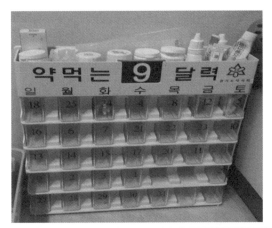

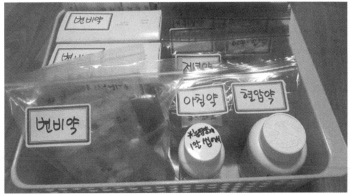

부천시약사회 방문약료

있습니다.

어떤 환자들은 약사가 찾아와 약 정리하는 것을 꺼리기도 합니다. 이런 환자들은 여러 차례 방문하여 친밀감을 높이고 신뢰를 쌓아야 약을 정리할 수 있습니다. 약 정리 후에 환자들은 대부분 만족스럽다는 반응입니다. 그동안 챙겨 먹지 못하던 약을 꼬박꼬박 먹으면서 증상이 좋아지고 약도 줄어드니까요. 약 먹기를 자주 잊는 치매 어르신께 약 달력을 드리고 매일 먹도록 약을 정리해드린 결과 증상이 많이 호전된 사례도 있습니다.

약사의 환자 가정 방문에서 많이 하는 활동은 '중복된 약 찾아내기'입니다. 여러 병원을 다니는 환자들은 병원마다 소염진통제, 위장약 등을 중복으로 처방받는 일이 흔합니다. 아예 똑같은 약이면 DUR 시스템으로 걸러지겠지만 효능이 같지만 성분이 다르면 걸러지지 않습니다. 환자 가정에 방문해보면 내과, 정형외과, 신경과에서 위장약을 동시에 처방받은 경우를 종종 볼 수 있습니다. 방문약료가 아니었다면 발견하기 어려운 부분입니다.

약사의 가정 방문 서비스는 전문지식이 필요한 역할들도 수행합니다. 세계적으로 통용되는 노인이 주의해야 할 약물 리스트가 있습니다. 이러한 약물이 여러 병원에서 노인 환자에게 처방된 경우 부작용이 있는지 확인하고, 의사에게 의견을 전합니다. 특히 넘어지는 사고로 이어질 수 있는 약은 주의를 주고, 주거환경을 확인하여 넘어지더라도 골절로 이어지지 않도록 미끄럼방지 매트를 설치하거나 장애물을 치우는 등 조언을 합니다.

한편 환자와 약에 대한 깊은 대화를 통해 변비, 두통, 식욕감퇴 등 불편한 증상이 약의 부작용인지 아닌지 평가하기도 합니다. 부작용인지 모르고 다시 약을 먹게 되면, 부작용 치료를 위해 약을 추가로 복용해야 하는 일이 생길 수 있습니다. 아울러 약의 상호작용을 확인하여 처방 의사에게 알리기도 하고, 영양제와 의약품이 충돌하는지 확인합니다.

이렇게 일일이 나열하기 어려운 일들이 환자 가정에 가보면 다양하게 펼쳐집니다. 이제 약사는 약국에만 있지 않습니다. 주변에 도움이 필요한 사람들이 있으면 지방자치단체, 건강보험공단에 문의하여 방문약료 서비스를 신청해보는 것은 어떨까요? 이런 환자 중심 서비스가 하루빨리 정착되어 더 많은 환자에게 도움이 되었으면 합니다.

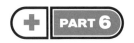

약국은 약만
파는 곳이 아니랍니다

우리 동네 약국 사용하기 4

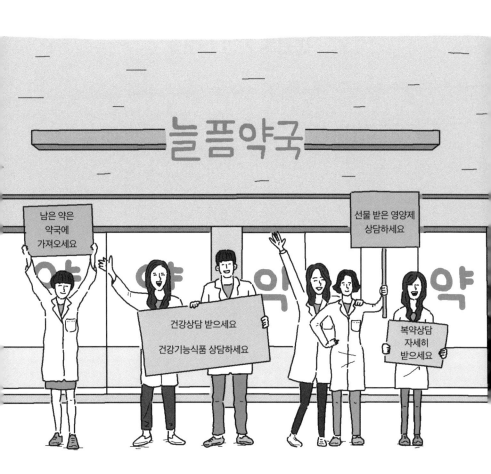

무서워서
병원에 가기 싫어요

　병원은 약국에 비해 대기시간이 긴 편입니다. 진료를 받으러 진찰실에 들어가기까지 짧게는 1~2분에서 길게는 1~2시간까지 소요됩니다. 응급실이나 바쁜 병원이면 더 길어지겠죠. 그리고 병원에 가면 예측할 수 없는 진료 비용이 생기기도 합니다. 건강보험으로 진료비가 저렴한 편이지만, 예측하지 못한 고가의 검사를 받거나 보험이 적용되지 않는 비보험 치료를 받는다면 비용이 많이 들 수밖에 없습니다. 그래서 많은 사람이 병원에 대해 막연한 두려움을 갖습니다.

걱정과 염려

'병원에서 고혈압 진단을 받으면 어떻게 하지, 혈압약은 한 번 먹으면 평생 먹어야 한다는데, 하루라도 더 늦게 가야겠다.'라고 생각하는 사람이 많습니다. 고혈압, 고지혈증, 당뇨 등 만성질환은 한 번 진단을 받으면 기나긴 치료가 시작되기 때문에 누구나 현실을 부정하고 싶은 마음입니다.

잇몸이 아프고 부었다면 치과에 가야 하지만 아픈 치료라는 경험이 각인되어 있어 가기가 꺼려집니다. 이상하게 치통은 며칠 참다 보면 씻은 듯이 사라지기도 하고, 괜히 치료를 받았다가 어마어마한 치료비가 나올까 걱정도 됩니다. 그래서 내과나 이비인후과, 피부과 등과 달리 치과는 참을 수 있다면 한 번 더 진료를 미룹니다.

약국에 쏟아놓는 걱정과 고민

약국에 오는 손님들이 위와 같은 얘기를 자주 합니다. 여러 이유로 병원에 가는 것을 꺼리고 약국에서 해결해보려고 합니다. 병원을 꺼리는 이유도 '시간이 아깝다.', '돈이 많이 들 것 같다.', '무서운 병이 나올까봐 겁난다.', '병원 치료가 너무 아프다.', '병원에 한두 번 갔지만 낫지 않았다.', '약국은 얘기하기 편하지만 병원은 불편하다.', '바쁘다.', '부끄럽다.', '귀찮다.' 등 많고 많습니다. 심정적으로 이해는 가지만, 좋지 못한 결과가 돌아올 것을 알기에 약국에서는 병원 진료를 권하며 거듭 설득합니다.

약사가 병원에 가라고 한다면

약사는 환자들이 호소하는 증상을 보고 약을 추천합니다. 하지만 약국에서 증상 치료가 힘들거나 불충분한 경우, 특정 증상이 재발하거나 자주 일어나는 경우, 환자가 치료 과정이나 병에 대해 잘못 알고 있는 경우, 환자가 증상을 가리며 치료 시기를 놓치고 있는 경우(더 큰 병으로 발전할 수 있습니다), 정밀검사와 의사의 정확한 진단이 필요하다고 생각하는 경우 등 여러 이유로 병원에 가야 할 상황이라고 판단하면 환자에게 병원 진료를 권합니다. 병원에 간다고 약사가 이득을 보지 않습니다. 그러니 약사가 병원 진료를 권했다면 꼭 병원에 방문하기 바랍니다.

약은 약사에게, 진료는 의사에게

'약은 약사에게'라는 문구는 홍보에 이용할 정도로 유명합니다. 이 문구는 '진료는 의사에게, 약은 약사에게'에서 따온 말이라는 걸 알고 있었나요? 약을 이해하고 제대로 다룰 수 있는 직종이 약사인 것처럼, '진료는 의사에게'라고 하는 이유는 질병을 진단하고 치료 과정을 이끌어 갈 수 있는 직종이 의사라는 뜻입니다. 약사와 의사의 직능 차이를 이해하고 이를 잘 이용해서 제때 치료받아서 병을 키우는 일이 없어야 하겠습니다.

약사님, 어떤 과 병원으로 가야할까요?

환자: 넘어지면서 머리를 부딪쳤는데 계속 아프네요. 두통약 좀 주세요.

약사: 혹시 어지럽거나 울렁거리지 않으세요?

환자: 약간 그렇긴 해요. 좀 지나면 괜찮지 않을까요?

약사: 출혈이 있을 수 있어요. 늦어지면 큰일납니다. 지금 바로 CT 같은 검사를 받을 수 있는 병원으로 가서야 해요.

환자: 정형외과로 가면 되나요?

약이나 건강기능식품 등을 사러 또는 약에 대해 궁금한 점을 해결하기 위해, 건강에 대한 여러 문제를 상담하려고 약국을 찾습니다. 이렇듯 약국은 많은 사람이 다양한 목적으로 편하게 이용하는 공간입니다. 약국은 병원과 달리 예약이나 접수하지 않아도 되고, 약사에게 질문한다고 따로 비용이 들지 않습니다. 그

만큼 문턱이 낮은 곳이 약국입니다(우리나라의 약국 접근성은 세계적으로도 높은 편입니다).

이에 비해 병원 문턱이 조금 높게 느껴집니다. 심리적으로, 물리적으로, 경제적으로, 시간적으로 여유가 없다는 이유로 병원 문턱을 넘기가 쉽지 않고 의사를 대면하는 것이 긴장됩니다.

가까운 듯 보이지만, 멀고 먼 병원

갑자기 어깨에 통증이 생겼을 때, 어떻게 하나요? 처음 며칠은 별거 아니라며 '이 또한 지나가리라.'고 위안하며 기다리거나 약국에 가서 약을 사먹습니다. 그래도 통증이 지속되면 병원에 가려고 하는데, 이때부터 조금 어려워집니다. '근육 문제라면 정형외과에 가야 하나?, 저리기도 한데 신경외과에 가야 하나?, 아니면 통증의학과에 가야 하나?, 통증의학과는 머니까 집 근처에 있는 내과에 가볼까?, 내과에서 어깨 진료가 가능한가? 아니면 큰 병원에 가야 하나?, 큰 병원은 오래 기다려야 한다던데, 큰 병원은 중환자가 많으니 지금 통증 정도는 가볍게 생각하면 어쩌지?' 같이 어떤 과목의 병원에 가야 할지 모를 때가 있습니다.

접근성 좋은 '약국'을 이용하세요

약국에 있는 약사의 역할은 조제, 복약상담과 일반의약품 상담, 판매에 국한되지 않습니다. 보통 어깨가 아플 때는 간편하게 구매할 수 있는 근육이완제와 소염진통제를 추천합니다. 하지만 어깨 통증이 오래 되었거나 심할 때, 발열이나 부종 등의 증상이 보일 때는 의사의 진료가 필요합니다.

이렇게 일반의약품으로 감당하기 힘들어 보이거나, 진료가 필요하다는 판단이 들면 의사에게 보내는 일도 약사의 역할입니다. 그렇지 않으면 질병에 대한 진단이 늦어져 적절한 치료 시기를 놓칠 수 있기 때문입니다. 환자에게 잘 듣는 약을 주는 일만이 약사의 실력이 아니라 병원 진료가 필요할 때 권하는 것도 건강 문지기로서 약사의 중요한 실력입니다.

약사, 약국 활용하기

약사가 각 질병의 전문가는 아닐지라도 다양한 질병과 의료 시스템을 전반적으로 이해하고 있습니다. 환자 증상에 따라 간단한 의약품으로 해결할 수 있는지, 어떤 과목의 진료가 필요한지, 동네 병원에 가야 할지, 종합병원에 가야 할지 조언할 수 있습니다. 약사가 명확하게 판단하지 못할 때는 이러한 역할을 보다 전문적으로 해 줄 수 있는 가정의학과로 안내합니다.

약사의 역할은 시대에 따라 변화해왔습니다. 약물을 효과적이고 안전하게 사용하도록 돕는 역할부터 예방이나 만성질환 관리까지 영역을 넓혀가고 있습니다. 환자에게 필요한 일반의약품을 선택하여 안전하게 복용할 수 있게 하고 병원에 가야 할 상황이라면 빠르게 판단하여 의사를 만나게 하는 역할도 합니다.

이렇게 주민들이 약국을 이용할 때 약사의 역할을 넓게 생각한다면 건강에 대한 많은 도움을 받을 수 있습니다. 특히 자주 가던 단골 약국을 통한다면 질 좋은 서비스와 상세한 상담이 가능합니다.

약국은 금연 상담의 허브입니다

"스티븐은 약국에 들어가 나이가 지긋한 약사에게 금연에 대한 의지를 설명했다. 약사는 간단한 상담을 시작했다. "어떻게 금연을 결심하게 됐나요? 흡연으로 인해 특별히 생겨난 건강 문제는 없나요?" 약사는 이렇게 기본적인 사항을 확인하고 나서 스티븐에게 구체적인 금연 프로그램에 대한 의견을 물었고, 스티븐이 적극적인 의사를 보이자 전문적인 상담을 시작했다. 상담은 금연에 대한 의지를 재차 확인하는 것으로 시작해 금연 시작 날짜 정하기, 금단현상에 대한 설명, 니코틴 의존도 및 일산화탄소 측정 등으로 이어졌다. 약사와 함께 금연에 대한 계획을 세운 다음 금연을 시작하고 다시 약국을 찾기로 약속했다. 스티븐은 이렇게 몇 주 동안 계속될 금연 프로그램을 시작했다."

– 〈스티븐이 담배 끊은 비결은?〉,《한겨레21》 (2008.11.20)

약국은 금연 서비스 제공의 허브

영국, 미국 등 많은 선진국은 약국을 통한 금연 서비스를 활발하게 제공하고 있습니다. 우리나라는 대부분의 사람이 '금연'하면 보건소나 병의원을 떠올립니다. 그래서 약국이 금연을 상담하는 최적의 공간이라고 하면 생소해하는 사람이 많습니다. 최근 들어 우리나라도 점점 금연 상담을 위한 장소로 약국을 주목하고 있습니다.

그 이유는 접근성 때문입니다. 약국은 보건소, 의원과 비교해 쉽게 갈 수 있고, 늦은 시간까지 운영하는 편입니다. 또한 니코틴 대체요법을 위한 껌, 트로키, 패치를 판매하는 유일한 장소이며 금연치료에 필요한 의약품을 처방조제하고 상담도 가능합니다. 거기에 호흡기질환, 심뇌혈관계질환을 가지고 있어 금연이 필요한 환자들과 주기적으로 만나면서 생긴 신뢰를 바탕으로 그들에게 금연을 권할 수 있습니다. 현재 금연 콜센터, 홈페이지, 애플리케이션 등 다양한 금연 서비스를 안내받고 상담하기 제일

편한 곳이 약국입니다.

금연지원 서비스

담뱃값이 오른 이후 금연을 지원해주는 서비스도 많이 늘었습니다. 그런 만큼 약국에서 자신의 상황에 맞게 다양한 서비스를 안내받을 수 있습니다. 아직 이러한 활동에 참여하는 약국이 많지 않지만 앞으로 더욱 확대되리라 기대합니다.

금연을 생각하는 사람들은 자신의 상황에 맞게 다음과 같은 지원 서비스를 받을 수 있습니다.

먼저, 비교적 시간 여유가 있고 체계적인 관리가 필요한 사람들은 보건소 금연 서비스를 추천합니다. 등록 후 6개월간 9회 이상 상담과 일산화탄소 측정 등 다양한 금연 행동요법을 받을 수 있습니다. 주민등록상 지역 주민이 아니라도 서비스를 받을 수 있기 때문에 직장 근처 보건소 이용이 가능합니다. 서울특별시 '세이프약국' 사업에 참여하는 약국에 가서 등록하면 첫 4주 동안 보건소에 가지 않고 니코틴을 이용한 치료를 한 후, 보건소에서 이후 서비스를 이어갈 수 있습니다.

두 번째, 시간적 여유는 없지만 금연 의지가 높은 사람들, 병원과 보건소 모두를 꺼리는 사람들은 금연상담전화 서비스(금연콜센터: 1544-9030)를 추천합니다. 약국 단골 환자에게 금연상담전화 서비스를 통해 상세한 상담을 받게 했습니다. 그 환자는 마치 심리 상담을 받은 것 같다며 몹시 고마워했습니다. 금연상담전화 서비스는 평일 밤 10시까지 운영하고 사람에 따라 7일, 30일, 100일, 1년 프로그램을 진행하고 있습니다. 물통, 손장난감 같은 금연 보조 물품을 무료로 보내줍니다.

세 번째, 시간 여유가 없고 금연에 실패한 경험이 있는 사람들은 가까운 병의원에서 약물치료를 받을 수 있도록 '금연치료 건강보험 지원사업'에 참여하는 의료기관으로 안내합니다. 자신이 가고자 하는 병원이 금연치료 건강보험 지원사업에 참여하고 있는지는 전화 또는 건강보험공단 홈페이지에서 확인할 수 있습니다. 연 3회, 8~12주간 6회 이내 금연진료가 진행되며 1~2회차 진료·상담료와 약제비의 80%를 지원받을 수 있고, 3회 차부터 전액을 지원받을 수 있습니다.

기타 청소년, 여성 등 흡연 노출을 꺼리는 사람들은 전국 17개 지역금연지원센터에서 직접 찾아가는 금연 서비스를 받을 수 있습니다.

고도 흡연자들을 위한 전문금연캠프도 마련되어 있고 금연 애플리케이션도 있습니다. 얼마 전 금연 처방전을 받은 60대 남성에게 "금연 잘 하고 계세요? 힘드시죠?"라고 했더니 핸드폰에 설치한 '금연길라잡이' 애플리케이션을 보여주며 즐거워했습니다. 애플리케이션에는 금연 지속 시간, 그로 인해 수명이 얼마나 연장되었는지, 돈은 얼마를 아꼈는지 등이 나옵니다. 더 좋은 건 공감마당에 자신의 이야기를 올리면서 댓글로 응원을 주고받을 수 있다는 점입니다.

금연, 약사와 상담하세요!

이렇게 약국은 니코틴 패치, 껌을 구매하려는 환자 외에도 금연에 관심이 있거나, 관심은 없지만 꼭 필요한 사람들에게 각종 서비스를 안내하고 있습니다. 혼자 금연을 시도하면 성공률이 3~4%에 불과하지만 전문가와 보조제, 약물의 도움을 받으면 20~30% 이상으로 높아집니다. 지금 금연을 고민하고 있다면 가까운 동네 약국에서 상담하고 도움을 받기 바랍니다.

약국에 갈 때도
장바구니를 준비하세요

마트에 가면 봉툿값을 내는 것이 자연스러워졌죠? 날이 갈수록 비닐, 플라스틱 등으로 환경오염과 기후변화에 대한 세계의 관심이 커지고 있습니다. 지금부터라도 다음 세대에게 좀 더 책임감을 느껴야 할 때가 아닌가 합니다.

약국도 비닐봉투 값을 받는다고?

2019년 들어 약국 역시 자원재활용법에 따라 비닐봉투 무상 제공이 금지되었습니다. 대형마트는 2010년부터 종량제 봉투, 종이봉투, 장바구니 등을 사용해오고 있습니다. 2019년 8월부터는 카페와 패스트푸드점에서 일회용컵과 빨대 사용을 줄이는 정책이 시작되었습니다. 약국에서 비닐봉지 유상판매 조치를 시행했을 때, "단골에게 섭섭하게 봉짓값을 받냐?", "약을 어떻게 그냥 들고 가냐?"며 마음 상한 손님들이 더러 있었습니다. 약국도 스트레스를 받아야 했습니다.

함께 환경오염을 줄입시다

고민 끝에 다양한 방법을 시도하고 있습니다. 먼저 실제 비닐이 환경에 나쁜 영향을 주고 있으니 장바구니를 이용하자는 캠페인을 시작했습니다. 귀여운 수달이 비닐을 해초로 착각하고 감고 있는 귀엽지만 슬픈 사진을 장바구니 캠페인 포스터에 넣었습니다. 약국에 온 아이와 보호자들이 이 포스터를 보고 자연스럽게 이야기를 나누면서 짧은 교육이 이루어지는 계기가 되었습니다. 그리고 빵집에서 사용하는 큰 종이봉투와 생분해 비닐봉투

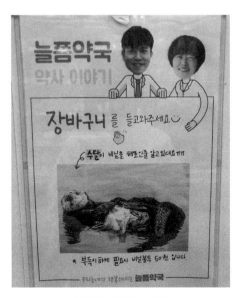

장바구니 캠페인 포스터

를 준비하여 기존 비닐봉투에 대한 필요성을 줄였습니다. 어쩔수 없이 부피가 큰 약을 사가는 손님들을 위해 약국 자체의 종이가방을 제작하기도 했습니다.

　1년이 지난 지금 약국에 오는 많은 손님이 환경보호를 위한 작은 행동을 이해해주고 있습니다. 간단한 약들은 가방에 넣어가거나 부피가 큰 약들을 담기 위해 장바구니를 가져오는 손님들이 생기고 있습니다.

환경은 건강입니다

멀게 느껴지지만 환경오염은 결국 우리 건강에 큰 영향을 미칩니다. 이미 환경호르몬이 생식기, 갑상샘 등 내분비 기능에 교란을 주고, 만성질환 발생을 높인다는 사실이 널리 알려져 있습니다. 최근 우리도 모르게 섭취하는 미세플라스틱 역시 큰 화두가 되었습니다. 이렇듯 환경은 건강과 직결되며, 약국이 환경보호에 적극적으로 동참해야 하는 이유입니다. 단순히 비닐 사용을 줄이는 것을 넘어 약국 업무 전반에서 오염물질을 줄여가는 노력이 필요한 때입니다.

상비약 준비는
어떻게 하나요?

어릴 때는 집집마다 흰색에 십자 마크가 그려진 구급상자가 있었습니다. 구급상자는 2단으로 되어 있어서 1단에는 빨간색 소독약, 멸균거즈, 압박붕대, 상처 연고, 면봉, 가위, 핀셋 등이 놓여 있었고 2단에는 우황청심환, 진통제, 소화제, 감기약 등 먹는 약이 들어 있었습니다. 자주 쓰지 않지만 요긴한 상비약, 어떻게 준비해야 할까요?

4인 가구

성인으로 구성된 4인 가족은 소화제, 진통제, 연고 등 가벼운 질환을 대비하면 됩니다.

① 먹는 약

• 소화제: 가장 많이 사용하는 상비약입니다. 일반적으로 복합소화제로 알약을 준비하면 좋고, 자주 소화불량을 겪는다면 드링크 소화제 한 박스를 구비하는 것도 유용합니다.

• 해열·소염·진통제: 두통, 치통, 생리통, 근육통 등 모든 통증에 적용할 수 있습니다. 보통 해열·소염·진통제가 각각 있다고 생각하지만 보통 약국에서 사는 진통제는 그 자체로 해열, 소염, 진통작용을 모두 가집니다. 여러 종류를 가지고 있을 필요가 없습니다.

• 위장약: 많은 사람이 소화제와 혼동합니다. 소화제는 체하거나 과식 등으로 인한 소화불량에 쓰이고, 속이 뒤틀리듯이 아프고 쓰린 증상이 잦다면 제산제, 위산억제제 등이 들어간 위장약을 구비해두고 사용하면 좋습니다.

• 알레르기약: 드물지만 가장 요긴한 상비약입니다. 새우, 조개, 옻닭 등 어떤 음식을 먹고 두드러기가 나고, 심하면 입, 목 안쪽까지 가려울 때, 병원에 가면서 알레르기약을 복용하면 기도

가 부어서 호흡이 곤란해지는 등의 심각한 상황을 막을 수 있는 응급약이 됩니다.

• 지사제(설사치료제): 활용도가 약간 떨어질 수 있습니다. 가벼운 설사에 사용할 수 있지만, 고열이나 몸살을 동반하는 경우 감염 가능성이 있으므로 꼭 병원에 가야 합니다.

② 붙이거나 바르는 약

• 근육통, 관절염 파스: 갑자기 근육통이 생기거나 발목을 삐었을 경우 소염진통제 성분의 파스가 있으면 유용합니다. 보관할 때는 밀봉해두면 좋습니다.

• 연고류: 상처 연고는 누구나 생각하는 필수 상비약으로 화상에도 쓸 수 있습니다. 그 외에 접촉성 피부염, 발진 등의 알레르기 증상에 사용하는 스테로이드 연고, 구내염에 사용하는 연고나 액제, 입술포진이 자주 생긴다면 항바이러스제, 벌레 물렸을 때 바르는 약 정도를 구비해두면 좋겠습니다. 연고류는 개봉 후 6개월 정도가 지나면 교체하는 편이 좋습니다.

③ 의약품 외

일회용 밴드, 습윤 드레싱 밴드, 체온계 등

1인 가구

1인 가구는 4인 가구만큼 다양하게 준비하면 좋겠지만 아래 종류 정도는 꼭 가지고 있을 필요가 있습니다.

① 먹는 약

• 해열, 소염, 진통제

• 소화제

• 알레르기약

• 기타: 위경련이 자주 와서 응급실에 갔던 경험이 있다면 위장약과 함께 위장의 경련을 막아주는 진경제 구비가 꼭 필요합니다.

② 바르거나 붙이는 약

• 항생제 연고

• 알레르기, 구내염, 입술포진 등 본인이 자주 겪는 증상에 대한 연고 중 일부

노인이 있는 가구

노인이 있는 가구는 4인 가구 기본적 상비약에서 응급약을 추가하면 좋습니다. 노인들은 약이 아깝다고 폐기하지 않으려 하

는 경향이 있으니 가끔씩 보호자가 사용기한을 확인하여 정리할
필요가 있습니다.

① 먹는 약
- 4인 가구와 동일
- 우황청심원: 노인들은 놀라거나 불안을 느끼는 경우가 많습
니다. 이때를 대비해 우황청심원을 준비해두면 유용한 순간이
있습니다.
- 사람에 따라 자주 잠이 안 오거나 불안을 느낀다면 병원에
서 수면제, 안정제 등을 처방받아서 보관하되 보호자가 얼마 주
기로 약을 처방받는지 확인해야 오남용을 예방할 수 있습니다.
- 협심증과 같은 심장질환이 있다면 응급 상황에 대처하기 위
해 니트로글리세린을 처방받기도 합니다. 니트로글리세린은 몹
시 중요한 응급약이지만 보관법이 까다로워 보호자가 잘 알고
있어야 합니다. 빛, 온도, 습기에 약하므로 서늘한 곳에 갈색병
에 담아 보관하고, 휘발성이 있으므로 뚜껑을 잘 닫아둡니다. 개
봉하고 6개월이 지나면 효과가 확실하지 않으므로 새로 처방받
을 것을 권장합니다.
- 노인 상비약을 구비할 때는 지나치게 졸리는 약은 피해야
합니다. 졸리거나 어지러운 약이 자칫 낙상사고로 이어져 골절

이 생길 수 있기 때문입니다.

② 바르거나 붙이는 약

• 4인 가구, 1인 가구에 준함

어린이가 있는 가구

어린이가 있는 가구는 비교적 많은 종류의 상비약이 필요합니다. 액제 의약품이 많다 보니 보관에 신경을 써야 합니다. 최근에는 파우치로 개별 포장되어 있는 액제 의약품이 다양하게 출시되고 있습니다.

① 먹는 약

• 해열진통제 시럽 2종: 아세트아미노펜과 이부프로펜 성분의 해열제를 모두 준비합니다. 진통제로 타박상, 치통에 쓸 수 있습니다. 약의 복용 연령과 용량이 쓰여 있는 포장을 버리지 않도록 주의해야 합니다.

• 소화제 시럽: 주로 한약 성분으로 되어 있고, 가벼운 복통, 소화불량, 설사, 구토 등에 사용할 수 있습니다.

• 지사제 시럽: 어린이나 노인이 있다면 지사제는 꼭 가지고 있는 것이 좋습니다. 조금만 탈수 증상이 있어도 일반 성인보다

위험하기 때문입니다. 물론 심한 설사, 발열 등은 병원에 가야
합니다.

② 바르거나 붙이는 약

• 경련, 피부발진 등 안전성 문제 때문에 어린이에게 붙이는
파스를 쓰면 안 됩니다. 바르는 형태의 근육통 약도 마찬가지로
연령 제한이 있는 것이 많습니다. 반드시 외용제를 사용할 때는
사용 가능 연령을 확인해야 합니다.

• 피부재생 연고: 기저귀발진, 가려움증 등의 피부염증에 1차
적으로 사용 가능한 재생 연고가 있습니다. 어린아이는 외부 자
극에 취약하기 때문에 감염 우려가 없는 가벼운 상처나 피부염
엔 항생제보다 사용하기 좋습니다.

• 습윤 드레싱 밴드: 상처에 쓰는 연고는 대부분 항생제 성분
입니다. 상처가 날 때마다 항생제를 쓰다 보니 내성률이 높아져
있기도 합니다. 최근에는 상처에 이런 항생제 연고 대신 말랑한
습윤 드레싱 밴드를 붙이는 추세입니다. 상처를 깨끗하게 한 후
자주 갈아붙이지 않고 충분히 부풀어 오를 때까지 쓰는 것이 중
요합니다.

• 벌레 물렸을 때 쓰는 외용제: 어른이 쓰는 물파스 같은 제품
은 30개월 미만 아이에게 사용하지 못합니다. 연령에 맞게 벌레

물린 상처에 쓰는 항히스타민 연고를 가지고 있어야 너무 긁어서 상처를 만들고 감염되는 위험을 막을 수 있습니다. 심하게 붓는 경우에 약한 스테로이드 연고를 구비해두었다가 사용하는 것도 필요합니다.

• 기타: 일회용 소독약, 항생제 연고, 구내염 연고, 캐릭터 밴드 등

③ 기타
• 전해질 보충용 음료
• 체온계

선물 받은 영양제, 약국에 물어보세요

"영양제는 주로 어디서 구매하나요?"

한국건강기능식품협회에서 전문 리서치 업체에 의뢰해 조사한 결과 2019년 기준 건강기능식품의 국내 시장 규모는 4조 6000억 원 정도입니다. 국민 전체 가구의 78%가 구매 경험이 있으며, 한 가구당 연평균 30만 원어치의 건강기능식품을 구매했

다고 합니다. 또한 한국건강기능식품협회의 조사(2018년)에 건강기능식품 유통 채널별 점유율은 인터넷과 홈쇼핑이 35.9%, 대형할인점이 15.5%, 다단계판매가 12.5%, 약국 10.9% 순으로 조사되었습니다.

확대되는 영양제 유통 채널

온라인 방송, 종합편성 프로그램 등에서 건강기능식품을 소개하는 콘텐츠가 매일 쏟아지고 있습니다. 직접 복용해보고 효과를 보았다고 말하는 방송도 많습니다. 광고기법도 발전하여, 한번 검색한 제품은 소비자에게 계속 노출되고, 구매하면 며칠 만에 집으로 배송됩니다.

이런 까닭에 요즘에는 약국에서 상담받고 제품을 추천받기보다 온라인에서 제품과 사용 후기를 보고 선택하는 일이 자연스러운 일상이 되었습니다. 해외여행 중에 제품을 사거나 해외직구를 이용하는 사람도 점점 많아지고 있습니다.

우리 집 약상자 뒤집기

직접 구매하거나 효과가 좋다고 소문난 영양제라 하더라도 막상 복용하려고 하면 이런저런 걱정이 들지 않나요? 얼마 전 늘품약국이 위치한 관악구 주민을 대상으로 '우리 집 약상자 뒤집기'라는 건강강좌를 열어 집에서 먹고 있는 약을 가져와서 약사에게 질문하고 확인하는 시간을 가졌습니다. 그런데 병원 처방약보다 건강기능식품을 가져온 주민이 대부분이었습니다. 병원 처방약은 오히려 의사와 약사에게 설명을 한 차례 듣고, 복약안내문을 받아 정보가 충분했으나, 건강기능식품은 상대적으로 정보가 부족했던 모양입니다.

그날 만난 주민들은 몸에 좋을 것 같다는 확신으로 제품을 샀지만 막상 먹으려고 하니 "내가 먹어도 되는 약인지?", "여러 약을 한꺼번에 먹어도 문제가 없을지?", "이미 먹고 있는 병원 처방약과 함께 먹어도 되는 것인지?", "약을 먹고 몸에 이상반응이 생겼는데, 약을 중단해야 하는지?" 같은 걱정과 궁금증이 많았습니다. 이럴 때는 단골 약국에서 상담하면 편합니다.

① 장면 1

자궁출혈로 철분제를 복용 중인 여성이 변비약을 구매하려고 약국을 찾았습니다. 변비가 철분제 부작용이라는 사실을 발견하고, 부작용이 적은 철분제로 바꾸어 변비를 해소하고 철분제 효과도 개선했습니다.

② 장면 2

질환은 없으나 건강을 챙기고 싶은 마음에 건강기능식품 8가지를 구매했다는 중년 여성이 같이 먹어도 되는지 확인하기 위해 약국을 찾았습니다. 검토 결과 8가지 모두 먹는다고 해도 심각한 문제는 없으나 효율성을 위해 복용 순서를 정했습니다. 종합비타민, 필수지방산, 항산화제의 경우 매일 식사 후에 복용하고, 나머지는 눈이 피곤할 때, 속이 좋지 않을 때, 잠을 자지 못했을 때 추가로 복용하는 것으로 정리했습니다.

③ 장면 3

최근 당뇨를 진단받은 후 혈당강하제를 처방받은 중년 남성이 위장장애로 약국을 찾았습니다. 환자는 당뇨약을 의심했지만 용량이 저용량인 점, 복용 시작 이후 1달 이상 경과하여 위장장애가 생겼다는 점 때문에 다른 원인을 찾았습니다. 혹시 따로 복용하기 시작한 식품이나 영양제가 있는지 물어보았습니다. 그 결과 최근 건강을 관리해야겠다는 생각에 양파즙을 먹기 시작했고, 그때부터 소화불량이 시작되었다는 사실을 알았습니다. 양파즙 복용을 잠시 중단하자 위장장애가 사라졌습니다.

④ 장면 4

약국에 자주 오시는 어르신이 해외에 사는 아들이 선물해 준 영양제 2개를 가져왔습니다. 모든 표기가 영어로 된 제품이라 어르신이 확인하기 어려운 상황이었습니다. 제품을 확인해보니 감마-리놀렌산이 포함된 연질캡슐이었고, 표기된 유효기간이 1년 이상 경과한 상태였습니다. 다른 한 가지는 칼슘과 비타민D의 복합제제였으나 어르신이 처방받아 먹는 약과 같은 성분이라 복용하지 않도록 안내했습니다.

늘픔약국은 환자에게 '현재 복용 중인 영양제나 건강기능식품이 있는지' 질문하고 확인합니다. 집에 보관 중인 약이나 영양제가 궁금하다면 부담 없이 가져와서 함께 확인해보자고 이야기합니다. 환자에 대한 정확한 정보가 있어야 약사도 조언을 올바르게 할 수 있습니다. 선물 받은 영양제, 모르는 것이 있다면 단골약국에 물어보면 어떨까요?

똑똑하게 약 폐기하기

약을 버려야 할 때, 어떻게 버리나요? 우리나라는 동네 약국이 폐의약품 수거를 담당하고 있고, 보건소도 폐의약품을 수거, 처리합니다. 예전에 비해서는 비교적 널리 알려진 사실입니다만, 아직도 약을 변기에 버리는 사람이 있습니다.

쉽게 버려지는 약으로 발생하는 문제

OECD 자료에 따르면 우리나라는 한 해 약 26조 원 이상 의약품을 소비하고 있다고 합니다. 정부 1년 예산이 400조 원이라고 생각하면 아주 큰 금액입니다. 이 중에 약 10%인 2조 3400억 원 정도의 의약품을 사용하지 못하고 버리는 것으로 추정하고 있습니다. 많은 의약품 비용이 건강보험재정에서 지불되고, 의약품을 제대로 사용했다면 아낄 수 있는 금액이라는 점에서 사회적 관심이 필요한 부분이죠.

남은 약은 경제적 손실과 함께 환경에 나쁜 영향을 줍니다. 국립환경과학원의 자료에 따르면 하수처리 공정은 각종 약물 성분의 40% 이하만 제거할 수 있다고 합니다. 실제 파키스탄에서 독수리들이 갑자기 멸종 위기에 처한 일이 있었는데, 알고 보니 소염진통제 성분에 오염된 먹이를 먹어 신장 독성으로 죽었다는 사실이 밝혀지기도 했습니다.

버려지는 약을 줄여야 해요

개인에게 약을 버리는 행위는 무심코 하는 일일 수 있습니다. 하지만 경제나 환경에 악영향을 주기 때문에 함께 해결해야 할 사회적 과제입니다.

약이 남는 이유는 증상이 완화되거나 처방이 바뀌어서, 부작용으로 복용을 중단해야 하거나 먹는 것을 잊기 때문일 때가 많습니다. 이런 이유 말고도 다양한 문제로 약이 남을 수 있는데, 이는 환자의 노력만으로 줄일 수 없습니다.

제약회사는 약을 만들 때부터 폐기 방법을 명시하고, 의사는 과도한 처방을 피하며, 약사는 환자가 약을 잘 먹을 수 있게 적극적으로 도와야 해결할 수 있습니다. 정부 역시 어릴 때부터 의약품 복용 및 폐기까지 경각심을 가질 수 있도록 교육을 강화해야 합니다.

의약품 제대로 버리기

우리나라는 2010년부터 약국과 보건소를 통한 폐의약품 수거를 시작했습니다. 대한약사회의 발표에 따르면, 약국을 통한 폐의약품 수거량은 2009년에 4만 3500톤에서 2014년에는 최고치인 39만 4324톤에 달했다고 합니다.

폐의약품을 버릴 때는 알약의 경우 포장재를 제거하고 약만

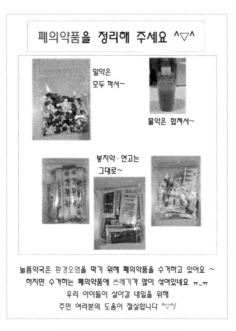

늘픔약국 폐의약품 정리 안내문

분리하여 가까운 약국이나 보건소에 비치된 폐의약품 수거함에 넣으면 됩니다. 알약이 아닌 가루약, 물약, 외용제는 겉 포장만 제거한 후 제품 용기에 담긴 채로 버리면 됩니다.

이렇게 모인 폐의약품은 일정한 주기로 전문 처리 업체에서 수거하여 화학처리 및 소각하여 폐기합니다. (※ 특정 지방자치단체에서는 일반쓰레기도 소각 처리하므로 의약품도 일반쓰레기와 같이 버리게 되어 있기도 합니다. 폐의약품 배출방법은 해당 지역의 시군구청 또는 보건소에 문의하기 바랍니다.)

생활 공간에서 사용기한이 지난 약이나 먹지 않는 약은 한 번씩 정리하는 습관이 필요합니다. 이렇게 약을 정리하면 어린이가 실수로 먹거나 오래된 약을 먹어서 나는 사고를 예방할 수 있습니다. 또한 약 정리를 하면서 집에 필요한 상비약이 무엇인지 파악하고 미리 준비할 수 있습니다. 번거롭더라도 환경과 건강을 위해 의약품은 반드시 분리해 버려주세요.

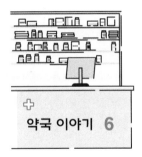

약국 이야기 **6**

우리 동네 건강 허브, 약국!

의약품 공급이 약국의 주된 역할이었던 시대를 넘어 점점 지역 건강을 관리하는 허브로 약국의 역할이 주목받고 있습니다. 일본의 한 약국 체인은 약국에서 혈압부터 심혈관 건강을 체크하고, 맞춤형 영양소와 음식 정보를 제공하고 있습니다.[+] 영국은 이미 약국에서 건강증진 서비스를 제공하는 것이 익숙해졌습니다. 특히 금연에 대한 약사의 역할과 성과가 높습니다. 그 밖에 비만, 만성질환 관리 등에도 약사 인력을 활용하고 있습니다.[++]

금연상담을 약국에서

"서울시의 '세이프약국'이라고, 알고 계셨나요?"

서울시 시범사업으로서 가까운 약국에서 '건강증진 서비스'를 제공하는 세이프약국은 서울 전체 구에 280여 곳이 있습니다.

[+]　정혜진, 〈문전은 싫다, 동네로 골목으로 옮겨가는 일반 약국〉,《데일리팜》, 2017년 3월 29일
[++]　박혜경 외, 〈건강관리약국 도입을 위한 기초 연구〉, 의약품정책연구소, 2008년

세이프약국은 복용 중인 모든 약에 대한 관리, 자살 예방 활동, 금연클리닉 연계 활동을 하고 있습니다.

특히 금연클리닉 연계 활동은 기존에 약국에서 하고 있던 니코틴 패치, 껌과 같은 니코틴 대체요법을 넘어 환자를 보건소 금연클리닉 또는 건강보험공단에서 지원하는 금연치료 의료기관과 연계합니다. 약국이 금연 허브 역할을 하고 있는 셈입니다. 많지 않은 보건소는 시간과 거리에서 문턱이 높고, 병의원은 심리적 문턱이 높은데, 약국이 환자에게 적합한 기관을 연결하여 그 문턱들을 낮출 수 있게 되었습니다.

세이프약국에 금연 서비스를 신청하면 4주 간 니코틴 패치를 지급받고, 4주가 지나면 보건소를 통해 6개월간 지속적인 관리를 받을 수 있습니다. 하루 2갑 이상 담배를 피면서 속쓰림약을 달고 살던 40대 남성이 세이프약국 금연 서비스를 받고, 금연에 성공하고 위장질환까지 좋아진 예가 있습니다. 금연 같은 건강증진 서비스는 누구나 찾을 수 있도록 하는 것이 핵심인 만큼 문턱이 낮은 약국에서 수행할 수 있는 공익적 역할이라 생각합니다.

생명존중 게이트키퍼 약국

"우리 동네 보건소 옆에 정신건강복지센터를 알고 있나요?"

우리나라 자살률이 세계 최고라고 합니다. 자살은 우리 공동체에서 관심을 가지면 예방할 수 있기 때문에 정부에서는 보건소마다 정신보건센터를 운영하여 누구나 상담받을 수 있도록 하고, 교육을 통해 자살예방 생명지킴이를 양성하고 있습니다. 지역에서 오랜 기간 환자들을 지속적으로 만나는 약국이야 말로 우울증, 자살 위험 등을 감지할 수 있는 귀중한 자산입니다.

세이프약국은 이러한 자살 예방 교육을 이수하고, 환자가 평소와 다르게 정신적으로 힘들어 보이거나 변화가 느껴질 경우 정신건강 상담을 받도록 적극적으로 연계하는 역할을 합니다. 서울시 외에 시흥시, 성남시, 수원시, 부산시(생명존중약국), 장흥군(생명사랑 실천약국) 등 많은 지역에서 다양한 이름으로 이러한 역할을 하고 있습니다.

치매안심센터, 안심하세요!

찾아보면 우리 마을 곳곳에 좋은 기관이 많습니다. 치매가 사회적 문제로 떠오르면서 정부는 2017년부터 지역마다 '치매안심센터'를 운영하고 있습니다. 1:1상담부터 내가 치매 위험이 있는지 조기 검진을 해주고, 이에 맞는 서비스 연결까지 통합적인 지원을 제공합니다.

마침 늘픔약국 근처에 서초구 치매안심센터가 있다는 사실을 알게 되었습니다. 이곳에는 치매등록관리 서비스부터 치매를 예방할 수 있는 인지강화 프로그램, 치매가족지원 서비스까지 좋은 프로그램이 많았습니다.

종종 단골 어르신들이 하루가 다르게 기억력이 없어지는 상황을 접합니다. 그때마다 말씀드리기가 조심스러웠는데, 마침 가

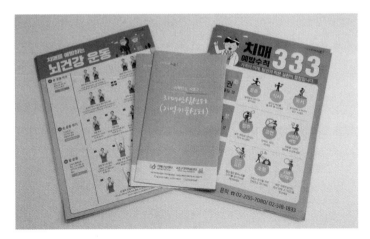

치매 관련 리플릿

까운 곳에 치매를 예방하고 검사하는 곳이 있다고 소개할 수 있어 부담을 덜었습니다. 그러다가 치매안심센터에서 치매 위험 환자를 조기에 발견할 수 있도록 병의원과 약국을 치매안심기관으로 지정한다는 사실을 알게 되었습니다. 그렇게 늘픔약국은 치매안심약국으로 지정되었습니다. 지금도 자주 깜빡깜빡한다는 단골 어르신들께 부담 없이 가보시라고 치매안심센터를 소개하며 리플릿을 나눠드리고 메모도 해드리고 있습니다.

약국은 다양한 사람이 쉽게 오가는 곳인 만큼 지역사회의 건강증진을 위해서 활용될 필요가 있습니다. 그것이 장기적인 의료비 지출을 줄이고, 건강한 삶에 큰 도움이 되죠. 동네 약국과 친해져서 다양한 건강증진 서비스를 활용해보기 바랍니다.

코로나19 약국에서의 기록
감염병과 약국의 역할

이 글을 쓰는 지금도 코로나19는 현재진행형입니다. 일상을 벗어난 삶, 약국 생활을 몇 달간 이어오면서 이제서야 반추해 볼 여유가 생겼습니다. 지난 7개월간 약사의 관점에서 바라본 코로나19를 기록하고, 이를 통해서 약사의 역할을 되새겨보려 합니다.

#1. 마스크 없습니다

2020년 1월 20일 첫 코로나19 확진 환자가 발생하던 때까지만 해도 약국은 여느 때와 다르지 않았습니다. 그런데 설날을 지나면서 확진자가 늘어났고 손소독제와 마스크, 에탄올 등의 방역용품들이 바닥을 드러내기 시작했습니다. 평소 거래하던 거래업체, 쇼핑몰 등을 아무리 뒤져도 살 수 없었죠. 하루 종일 도매업체를 뒤지고, 평소보다 100배는 많아진 방역용품 관련 문의로 업무가 마비될 지경이었습니다.

"혹시 KF 마스크 있나요?"

"없습니다."

"언제 들어와요?"

"저희도 모르겠어요."

"손소독제는 있어요? 에탄올은요? 체온계는요?"

그 와중에도 인터넷쇼핑, 홈쇼핑 등에서 마스크 등 방역용품 사재기로 폭리를 취하는 업체들이 늘어나고 있었습니다. 그만큼 국민의 불안감은 커졌습니다.

#2. 공적 마스크 공급되다

2월 말, 약국이 공적 마스크 공급처로 선정되었습니다. 편의점, 마트와 비교해 방역용품에 대한 올바른 정보 전달이 가능하다는 장점 때문이었습니다. 전국 2만 3000여개로 주민들이 쉽게 찾을 수 있기 때문이죠.

처음에는 약국당 100장씩 1인 5매를 판매했습니다. 그렇다 보니 눈 깜짝할 사이에 20명분이 판매되어버렸습니다. 가장 큰 문제는 중복 구매였죠. 많은 사람이 마스크를 구할 수 없었고,

그들의 불만을 받아내느라 약사들이 녹초가 되었습니다.

그러다 출생연도 끝자리를 기준으로 정해진 요일에 마스크를 구매할 수 있게 하고, 한 사람이 일주일 2매 구매로 제한하는 5부제가 시행되었습니다. 이런 제도가 가능했던 것은 주민등록번호를 등록하면 중복을 걸러낼 수 있는 실시간 조회 시스템이 갖춰진 약국의 특성 때문이었습니다.

지금 생각해도 놀라운 점은 이런 정책이 하루, 이틀 만에 약국에 전달되어 시행되었다는 사실입니다. 대한약사회로부터 공문을 전달받고 스스로 판매 방식을 익혀야 했죠. 대리 구매 조건과 구비 서류 등은 너무나 복잡했고, 예상치 못한 예외적인 상황(입원환자, 거동불편 노인 대리 구매 불가 등)까지 덮쳐 시행 초기에는 손님들과 갈등도 컸습니다.

언제 올지 모르는 공적 마스크, 끊임없는 문의, 무서울 만큼 기나긴 구매 대기 행렬을 아침마다 맞이했습니다. 약사는 마스크를 판매하며 공적 마스크 정책 안내도 맡아야 했습니다. 동시에 시민들의 고충과 불만을 받아내며 조제, 판매 업무까지 병행했죠. 몸은 피곤했지만 '공적 마스크'가 부족한 상황에서 모두에게 공평하게 분배해야 한다는 사명감이 컸습니다. 얼마 지나지 않아 정부와 국민이 약사들에게 따스한 격려를 전했고, 그 힘으로 하루하루 공적 마스크 공급 업무가 자리를 잡아갔습니다.

#3. 가짜 뉴스, 과장 광고가 너무 많아요

"과산화수소를 뿌려도 되나요? 먹으면 어떨까요?"

"마스크에 에탄올을 뿌리면 다시 쓸 수 있다던데…."

"손 씻는 것보다 손소독제가 더 좋죠?"

위에 언급한 질문을 하루에도 여러 번 받았습니다. 감염병 위기 상황에서는 개인위생에 대한 관심이 높아지고 불안감도 커집니다. 이 틈을 타고 가짜 뉴스, 유언비어가 퍼져 사재기를 부추기고 안전을 위협합니다. 코로나19가 확산되기 직전 에탄올, 손소독제를 비롯해 손소독제를 직접 만들기 위해 필요한 정제수, 글리세린까지 모두 동이 나기도 했죠. 이때 손님들에게 정확한 정보를 제공하기 위해 노력했습니다.

마스크 문의로 바쁘고 힘들어도 위와 같은 질문들을 그냥 넘길 수 없었습니다. 마스크 사용법부터 주의할 점, 잘못 알고 있는 정보까지 바로잡는 일이 많았습니다. 결국 여러 약국과 뜻을 모아 마스크 안내문을 제작했습니다. 코로나19를 겪으면서 맡은 새로운 역할을 수행하며 왜 정부가 공적 마스크 공급처를 약국으로 했는지 실감했습니다. 또한 무심코 사용하는 에탄올, 마스크 등도 약사의 역할이 더해지면 올바른 사용으로 이어진다는

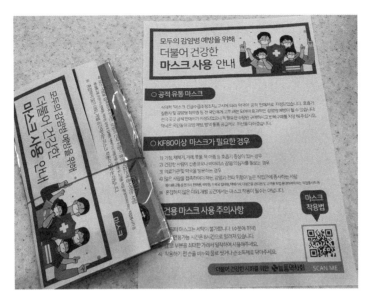

마스크 사용 리플릿

사실을 알았습니다.

　사상 초유의 '공적 마스크 제도'가 바쁘게 실행되면서 너무 힘든 시간을 보냈습니다. 하지만 대다수의 약사가 국가 위기 상황에서 약국이 공적 역할을 수행했다는 자부심을 느꼈으리라 생각합니다. 다시는 없어야 하겠지만, 다시 감염병 위기 앞에 선다면 더욱 노련하게, 개선된 시스템으로 주민들과 함께 위기를 극복하기를 기대합니다. 언제나 동네 약국과 약사들은 지역 보건의료의 안전망 역할을 충실히 해 나갈 것입니다.

대한민국 동네 약국 사용 설명서

초판 1쇄 발행 ㅣ 2020년 11월 6일
초판 3쇄 발행 ㅣ 2022년 7월 27일

지은이 늘픔약국
편집 조성우, 손성실
디자인 권월화
일러스트 신병근
용지 월드페이퍼
제작 성광인쇄㈜
펴낸곳 생각비행
등록일 2010년 3월 29일 ㅣ 등록번호 제2010-000092호
주소 서울시 마포구 월드컵북로 132, 402호
전화 02) 3141-0485
팩스 02) 3141-0486
이메일 ideas0419@hanmail.net
블로그 www.ideas0419.com

책값은 뒤표지에 있습니다.
잘못된 책은 바꾸어드립니다.